# NEXT!
# コンポジットレジン修復
## 8 STEPS & 8 CASES

**田代 浩史**
HIROFUMI TASHIRO

**田上 順次**
JUNJI TAGAMI

医学評論社

＊正誤情報，発行後の法令改正，最新統計，診療ガイドライン関連の情報につきましては，
弊社ウェブサイト（http://www.igakuhyoronsha.co.jp/）にてお知らせいたします。
ご意見，ご質問につきましても上記にて受け付けております。

＊本書の内容の一部あるいは全部を，無断で（複写機などいかなる方法によっても）複写・
複製・転載すると，著作権および出版権侵害となることがありますのでご注意ください。

# JT CONCEPT

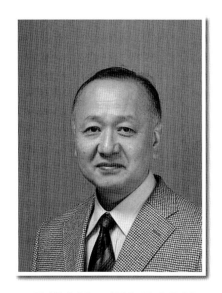

JUNJI　TAGAMI

天然歯のエナメル-象牙境の接合状態に匹敵する
修復材料と歯質との接着強さを前提とし
修復自体の長期経過だけでなく歯の長期保存も重視した
歯牙硬組織の部分修復・歯冠修復・欠損修復を提供する。

従来の定型的な治療方法にとらわれず
低侵襲を優先した口腔内の問題解決手段を提案し
患者の「生活の質の保証」と「治療満足度の向上」とを実現する。

接着修復の特性を有効に活用し
生涯にわたる歯と口腔の健康を患者に提供することを目標とする。

# JT CONCEPT

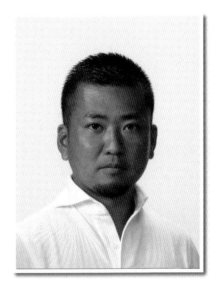

HIROFUMI　TASHIRO

日常臨床におけるコンポジットレジン修復の適応範囲は徐々に変化・拡大し、修復関連材料の目覚ましい発展により新たな臨床状況への接着修復治療の活用を日々意識して診療を行う時代となった。接着修復を部分的な治療オプションとして活用することで、複雑かつ過剰介入が必要な全顎的な治療計画を、極めてシンプルに再構成できる臨床場面を経験する歯科医師も多いと考える。

歯牙硬組織の部分欠損に対するコンポジットレジン修復では、「天然歯牙状態への復元」が目標として設定され、様々な修復補助器具を駆使して保険診療の範囲内でも自然で機能的な歯冠形態が回復可能である（CASE 1〜CASE 4）。しかし新たなコンポジットレジン修復の活用範囲は従来の歯冠修復治療の範疇に留まらず、審美的・機能的な歯冠形態への健全歯質保存的バージョンアップの分野にも拡大している。歯冠形態の審美的修正と健全歯質の可及的温存との両立は、従来の間接修復中心の治療方針では実現困難であると考える。しかし現在の接着技術が天然歯のエナメル-象牙境の接合状態に匹敵する歯質への接着強さを獲得したことで、修復自体の長期経過だけではなく歯の長期保存を重視する修復も可能となっている。天然歯のエナメル質を温存した状況で、部分的にコンポジットレジンを追加して歯冠形態修正を行うことは、患者の精神的負担を限りなくゼロに近づけながら理想的な歯冠形態を再構築することができる有効な手法であると考える。現代の患者の治療方針に対する志向は、健全歯質温存にこそ最大価値を意識する傾向へと変化している。精密で高価なセラミックス補綴物の装着による高審美性の追求よりも、健全歯牙へのコンポジットレジン接着修復による低侵襲な歯冠形態修正にこそ患者共感が得られる場合も多く、歯科医師は患者の健康投資への選択肢として「コンポジットレジン直接修復」を示す準備が必要である。保険診療では対応できない臨床状況に対して、自費診療としてのコンポジットレジン修復を患者に提案し、その方法と長期的維持管理への理解が得られた場合には、この方針を積極的に活用する医院の体制作りも重要である。コンポジットレジン直接修復でのみ対応可能な、健全歯質温存と審美性改善とを両立させられる臨床状況についても解説していく（CASE 5〜CASE 8）。

DIRECT RESTORATION ACADEMY OF COMPOSITE RESIN

# CHAPTER

## 8 PROPERTIES
コンポジットレジン修復の8つの特徴 　　　　　　　　　　　　P.10〜18

## 8 STEPS
コンポジットレジン修復の8つの臨床ステップ 　　　　　　　　P.22〜34

## 8 CASES
コンポジットレジン修復活用の臨床状況 　　　　　　　　　　　P.39〜116

## 8 MATERIALS
選択すべき使用器材 　　　　　　　　　　　　　　　　　　　　P.118〜129

## DRC. HAMAMATSU
自費診療症例 　　　　　　　　　　　　　　　　　　　　　　　P.132〜141

# CASE 0

## CASE 0

この症例は2003年の田代歯科医院 開業初日、筆者の「父」の上顎前歯部歯列不整に対して行われた処置である。
上顎歯列弓から大きく外れ唇側転位した|1|を抜歯の上、軽度動揺のある|2|、及び|1|をコンポジットレジン修復により連結し、離開部を閉鎖して形態修正を行った。上下小臼歯部の咬合支持は温存され、上顎大臼歯部は両側遊離端欠損を部分床義歯により補綴処置、上顎前歯部への過度な咬合負担は回避されている。下顎大臼歯部は、右側の2歯遊離端欠損に対してインプラント治療による補綴処置が約13年前に行われた。

コンポジットレジン修復の終了後、約14年間は同部位への再充填は行われておらず、歯科衛生士による連結部の定期的なクリーニングが継続されている。比較的恵まれた咬合関係と歯周組織の維持管理状況を考えれば、14年前の連結コンポジットレジン修復が温存されるのは当然なのかもしれない。しかし筆者と「父」にとって幸運なのは、前歯部歯列不整の審美的・機能的な障害に対し、「抜歯」及び「コンポジットレジン修復」という問題解決手段を選択する「臨床の発想転換」を恩師から受け継いだ事であろう。

そして、この「発想転換」は筆者自身の臨床において、患者の様々な主訴に応えるための治療のオプションとして、コンポジットレジン修復を第一に考える事になる最初の一歩である。

## 歯列不正へのコンポジットレジン修復による対応

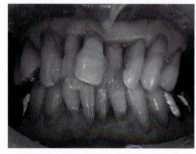
術前

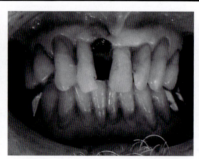
|1| 抜歯後

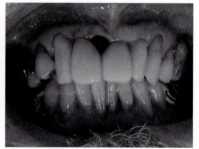
コンポジットレジンによる連結修復(術直後)

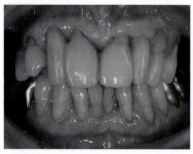
13年後

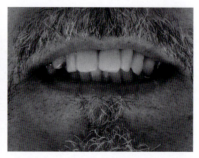
コンポジットレジン修復の長期接着耐久性を実感

DIRECT RESTORATION ACADEMY OF COMPOSITE RESIN

# 8 PROPERTIES

1　健全歯質の最大保存可能な低侵襲性

p.10

2　生体組織と一体化する高強度の歯質接着性

P.11

3　直接口腔内確認による形態・色調の高度再現性

P.12

4　即日完了型審美修復による患者期待への即応性

P.13

5　残存硬組織と一体化して摩耗する経時的適合性

P.15

6　学術的手法により実証された修復予後の長期安定性

P.16

7　再研磨・再修復による効率的な審美再現性

P.17

8　低価格・高性能材料による医療経済的採算性

P.18

# 1 健全歯質の最大保存可能な低侵襲性

コンポジットレジン修復の窩洞形成では、感染歯質の選択的な除去により健全歯質の犠牲は最小化され、重合に必要な照射光の到達経路を意識した窩洞開口部の形成とベベルの付与のみを必要とする。審美性や咬合支持部位の温存を意識して、積極的に遊離エナメル質を保存し、コンポジットレジンの歯質への強固な接着に裏打ちされた人工組織を構築することも可能である（写真1）。残存歯質の解剖学的形態を最大限に活用し、その延長線上にコンポジットレジンを接着によって一体化させる。強固な接着力で歯質と結合したコンポジットレジンは、薄層化しても強度を保つことが報告されており（参考文献1）、「健全歯質の保存」と「審美性の確保」とが同時に実現可能な修復材料としての術式が確立している。

**参考症例**　　WALKING BLEACH 併用コンポジットレジン修復

1 の過去の打撲の既往による歯髄失活・変色を主訴に来院。歯髄失活の変色による審美障害が主訴の場合、歯冠部歯質の残存程度によりその対応策は変化するが、歯冠部健全歯質が十分に温存されている場合には緊密な根管充填操作後、「WALKING BLEACH」によるホワイトニング処置が適応となる可能性が高い。

本症例では根管治療終了後、根管口部充填材を歯肉縁相当部より根尖側方向に約3.0 mm程度まで除去し、光硬化型グラスアイオノマーセメントにてスポット被覆。歯髄組織を完全に除去した歯髄腔内を短時間のリン酸処理により髄腔内スメア層を除去して象牙細管を歯髄側に開口させる。髄腔内に過ホウ酸ナトリウムと水との混和ペーストを充填し、グラスアイオノマーセメントにて仮封。週1回程度の貼薬を約5週間継続し、「WALKING BLEACH」を終了。水硬性セメントによる約1週間の仮封期間を経て、コンポジットレジンによる修復操作に移行した。さらに本症例では、旧修復材料の除去後、唇側の遊離エナメル質を温存して口蓋側よりフロアブルレジンを充填。唇側エナメル質を可能な限り保存することで、修復後の自然なエナメル質の表面性状が温存され、修復予後は良好に経過する。

## 唇側エナメル質の温存を第一優先

写真1

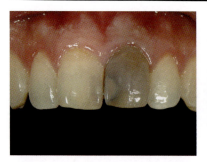
術前

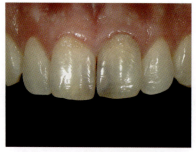
1 WALKING BLEACH（5週間）

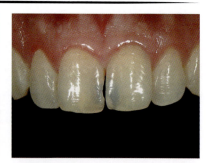
旧修復材料の除去

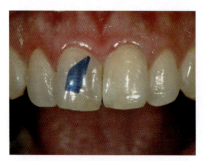
1 フロアブルレジン充填

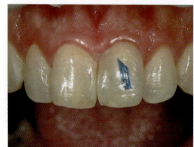
1 フロアブルレジン充填

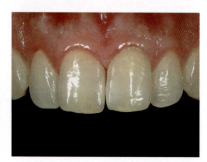
術後

**参考文献**
1. Furukawa K., Inai N., Tagami J.: The effects of luting resin bond to dentin on the strength of dentin supported by indirect resin composite. Dent Mater. 2002 ;18(2):136-42.

## 2 生体組織と一体化する高強度の歯質接着性

コンポジットレジン修復の根幹を支える各種接着システムの歯質接着能力は既に必要十分な領域に到達し、生体との一体化は長期的な評価に耐え得る成果を獲得している（参考文献2）。歯冠部硬組織の構造として、厚さ約1.0～2.0 mmのエナメル質が象牙質表面を覆い、象牙細管を通じて交通する歯髄組織を保護する役割を果たしている。エナメル質が失われ象牙質表面が露出した場合には、間接的に露髄した状況と考える必要があり、歯髄組織への刺激や感染のリスクも生じる。露出象牙質面を高い接着力と機械的強度を持つコンポジットレジンにより物理的に保護することで、失われたエナメル質の機能を人工的に回復することも可能である。接着システムの進化により天然歯牙におけるエナメル質と象牙質との組織的な結合力を上回るセルフエッチングシステムが登場し、コンポジットレジンと歯質とを強固に一体化することが可能となっている（表1、参考文献3）。

従来の機械的嵌合による非接着修復材料の保持機構から、接着に依存した修復材料と歯質との一体化へと歯冠形態回復の手法は変化し、シンプルで合理的な臨床術式を追求することも可能となった。CASE 7における「ダイレクトクラウン修復」では、根管部歯質との接着にのみ依存して歯冠形態を構築しており、歯質と一体化した「ダイレクトレジンコア」部分と、さらに積層充填された「ダイレクトレジンクラウン」部分とが単一構造となることで、間接修復における複数の臨床ステップを省略し、経時的に発生する臨床トラブルへの対応を単純化することも可能となる。

### エナメル-象牙境の接合強度を上回る象牙質接着能力（クリアフィルメガボンド）　表1

| MICROTENSILE BOND STRENGTH | MPA | |
|---|---|---|
| 象牙質-エナメル質　接合強度 | 51.5 | URABE（AM J DENT 2000） |
| 象牙質-MEGA BOND　接着強度 | 74.8 | HOSAKA（日本歯科保存学会誌 2010） |

被着面積 1.0 mm²　　1 MPa=1 N/mm²=102 gf/mm²　　50 MPa= 約 5 kgf/mm²

### 残存歯質への接着力のみで歯冠形態を長期的に維持可能　（CASE 7 参照）　写真2

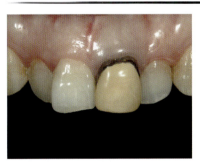

術前

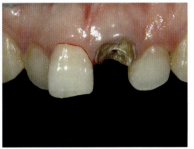

旧補綴物・メタルコア 除去

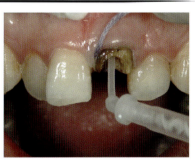

接着操作・根管部歯質へ充填操作

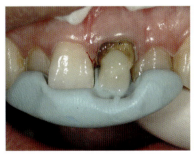

シリコーンガイド上での歯冠形態構築

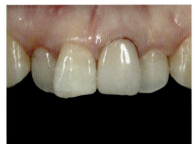

術直後

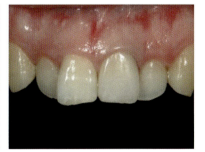

4年後

参考文献
2. Akimoto N., Takamizu M., Momoi Y.: 10-year clinical evaluation of a self-etching adhesive system. Oper Dent. 2007;32(1):3-10.
3. Urabe I., Nakajima S., Sano H., Tagami J.: Physical properties of the dentin-enamel junction region. Am J Dent. 2000;13(3):129-35.

# 3 直接口腔内確認による形態・色調の高度再現性

直接法のコンポジットレジン修復では、残存歯質の色調とコンポジットレジンの色調との適合性を修復対象歯の歯面上で直接確認し、使用するシェードを選択することが可能である。実際の修復においては、充填されたコンポジットレジンの色調はその下層の歯質色の影響を強く受けて発色する（参考文献4）。特に修復辺縁部の薄層化したコンポジットレジンの色調は、レジン色から歯質色へと段階的に移行していく必要がある。間接修復における辺縁部の薄層化には技工操作上の限界があるが、直接法の強固な接着による一体化によって、極限的なコンポジットレジンの薄層化と色調の移行的適合が可能となる。また、近年は均一な球状形態に統一された超微粒子フィラーを採用したコンポジットレジンも登場し、高い研磨性と適切な光拡散性とを併せ持つ製品も多い。こうしたコンポジットレジンにより天然歯牙特有の光学特性が再現され、周囲歯質の色調を取り込んだ修復物辺縁の発色が可能となり、歯質とコンポジットレジンとの境界は極めて不明瞭となる（写真3）。

**参考症例　残存歯質延長修復による歯冠形態・色調の調和（破折歯への修復）**

交通事故による上顎前歯部強打、1|1 2 の歯冠部歯質の破折を主訴に来院。受傷後、約12時間が経過。一過性の冷水痛を訴えるが、自発痛・打診痛は無く、破折面に露髄は認められない。|2 歯冠部歯質は約2/3が破折によって失われているため、残存象牙質は極めて薄く象牙細管断面の露出程度も大きく、歯髄保護の観点からも早急な象牙細管開口部の封鎖が求められる。
そこで本症例での緊急対応として、破折面への接着処理・フロアブルレジンによる象牙質露出部分の保護を最優先とし、歯冠形態の最終回復は次回来院時に行うこととした。
仮充填により、咬合接触の状態や歯冠形態の左右対称性などを患者自身が試用確認を行う。問題が無ければ、この形態をシリコーン印象材によって記録し、積層充填による審美性の回復に使用するガイドとする。シリコーンガイドの作成は口蓋側からパテタイプのシリコーン印象材を使用して行い、積層充填時の口蓋側面形態に活用する。

## 残存歯質延長修復による歯冠形態・色調の調和

写真3

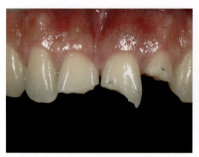
術前

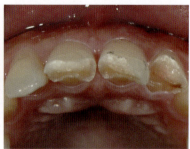
大規模破折ながら露髄は認められない

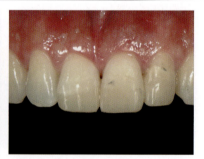
仮充填による咬合状態の確認

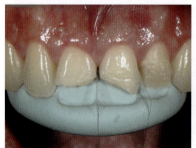
シリコーンガイド上での積層充填準備

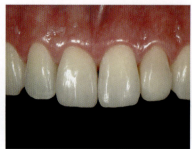
術直後：残存歯質との境界は判別困難

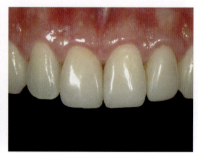
4年後：色調・形態の調和は維持

**参考文献**
4. 神島菜穂子, 池田考績, 中沖靖子, 佐野英彦：コンポジットレジンの厚みと透明度の関係. 接着歯学. 2006;24:125-129.

# 4　即日完了型審美修復による患者期待への即応性

歯冠部歯質の部分的または全体的な欠損状態に対し、コンポジットレジンによる接着修復では、歯周組織や咬合状態の条件が整えば、即日で完了する審美修復が可能となる。前歯部の少数歯欠損状態を義歯によって対処してきた患者が、受診当日にコンポジットレジンによるダイレクトブリッジ修復で義歯から解放され、咬合機能と審美性を獲得することも可能である。患者にとっての治療期間の究極的な短縮と心身の負担軽減は、コンポジットレジン修復の適応範囲の拡大がもたらした大きな恩恵である（写真5、**CASE 8** 参照）。

### 参考症例　　インプラント治療による欠損歯回復

1歯欠損歯列への対応策として、両側が健全歯で欠損部の骨幅が確保されている場合にはインプラント治療が第一選択となる。
上顎前歯部に適応されるインプラント体の直径は3.5〜4.0 mm程度である。本症例の上顎欠損部頰舌的骨幅は歯槽骨頂部で約4.0 mm、歯槽骨頂から鼻腔底までの距離は15.0 mm以上あり、埋入術式の選択によってはインプラント治療が十分に可能であると判断した。
治療期間はフィクスチャー埋入の1次手術、約6ヶ月経過後の2次手術、歯周組織へのアバットメントの適応期間として約3ヶ月、最終補綴治療の完了までに合計で約1年の期間を要した（写真4）。術後の審美性や清掃性、歯周組織の安定を考えれば、十分な治療期間をかけて前歯部へのインプラント欠損補綴治療を行うことは患者にとって大きな成果であると考える。しかし、この高齢化社会においては、有病者への外科的侵襲を回避する治療計画が必要な場合も多く、特に骨粗鬆症治療薬服用患者の激増により歯槽骨への外科的アプローチの選択は慎重にならざるを得ない。このような患者への可撤式義歯、または健全歯牙切削を伴う補綴治療を除外した新たな治療オプションの必要性と患者の期待は年々増大していると考える。

## インプラント治療：治療期間約1年

写真4

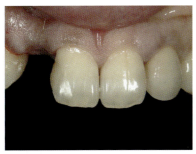
術前

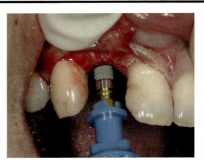
上顎前歯部1歯欠損へのインプラント治療

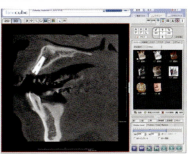
CT撮影による埋込方向の確認

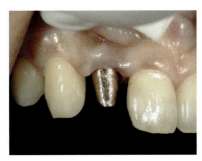
カスタムアバットメントの装着

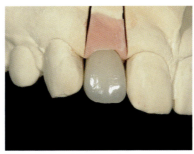
陶材焼付鋳造冠の製作

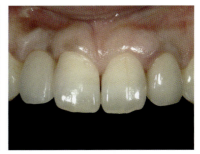
術後

**参考症例　　ダイレクトブリッジ修復による欠損歯回復（CASE 8 参照）**

前歯1歯欠損歯列への対応策として両側健全歯への切削介入に対する大きな抵抗感から可撤式義歯を長年使用してきた患者に対し、この義歯使用を回避するための治療方法として、ダイレクトブリッジ修復が唯一の選択肢となる可能性が高い。患者の歯周組織の状態から、インプラント治療による外科的アプローチを第一選択とするのは極めて難易度が高く、骨造成手術または骨移植手術を併用する必要性から患者負担も増大する。この患者にとって最優先されるのは低侵襲性であり、快適さや審美性への要求を長期間にわたり抑制してきた経緯があることから、従来の歯質切削を伴う補綴治療は選択肢から除外される。このような状況の患者との臨床での遭遇頻度は意外に高く、現状の残存歯健全歯質の可及的保存と審美的な機能回復とを両立可能なダイレクトブリッジ修復の治療内容説明に対し、患者からの大きな期待を感じる機会も少なくない。歯周組織へのメインテナンス継続を前提条件として、中長期の臨床予後経過を示した上でコンポジットレジン修復の維持管理の重要性を患者と共有する必要がある。

コンポジットレジンによる口腔内直接修復での歯冠形態回復には事前の準備が重要ではあるが、基本的な治療期間として即日完了が原則となり患者期待への即応性には大きな臨床アドバンテージを感じる。欠損部両側の健全歯の表層エナメル質を接着対象として、欠損部に歯冠形態をコンポジットレジンのみで構築していくこの方法では、接着材料の性能にのみ依存してダイレクトブリッジの構造が維持されている。よってコンポジットレジンと歯質との接着破壊は、即ちブリッジ構造の破壊を意味する事となり、歯質への接着操作の「質」と「量」が長期予後を左右する最重要事項となる。即ち、接着操作の「質」としては、無切削の健全エナメル質へのリン酸エッチングを併用した2ステップセルフエッチングシステムの適正使用が重要となり、また「量」としては、欠損部位により変化する対合歯との咬合関係と下顎運動に配慮した接着面積の最大限の拡大である。具体的にはダイレクトブリッジ修復の接着の主体となる部位は上顎前歯部と下顎前歯部とで異なり、正常な咬合被蓋の患者では、上顎前歯部での接着主体面は「隣接面〜唇側面」、下顎前歯部では「隣接面〜舌側面」となる。コンポジットレジンのみで構築されるダイレクトブリッジ修復は、同修復方法の齲蝕治療における実績を考慮すれば長期予後に大いに期待が持てる状況である（参考文献2）。

## ダイレクトブリッジ修復：治療期間約2時間　（CASE 8 参照）

写真5

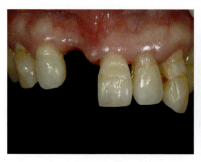
術前

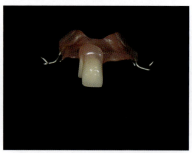
上顎前歯部1歯欠損への部分床義歯使用

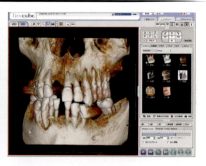
骨欠損状態のCT撮影による確認：インプラント治療が困難な骨幅を確認

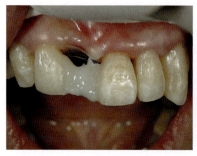
コンポジットレジンによる欠損部の連結修復

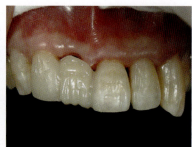
積層充填操作

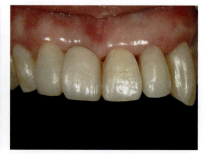
術後

**参考文献**
2. Akimoto N., Takamizu M., Momoi Y.: 10-year clinical evaluation of a self-etching adhesive system. Oper Dent. 2007;32(1):3-10.

# 5　残存硬組織と一体化して摩耗する経時的適合性

コンポジットレジンのフィラー技術の革新により、臼歯咬合負担部位での使用に応える耐摩耗性を獲得している。「フィラー含有率の向上とハイブリッド化」・「マトリックスレジンの改良」・「フィラー表面のシラン処理によるフィラーとマトリックスレジンの結合力向上」などの要因によって、審美性と機械的強度とを両立できる状態に進化している。一方で、エナメル質よりも高い硬度を有するが故に対合歯への過剰負担を引き起こす可能性のあるセラミックスに比べ、コンポジットレジンと歯質とは同歩調で摩耗していくことが可能である。この点において、コンポジットレジンはセラミックスと比較して生体の変化に対する追尾性があり、生体への経時的適合性と長期的親和性とを有する材料であるといえる（参考文献5）。

**参考症例**　　ダイレクトブリッジ修復による欠損歯回復咬合負担による経時的摩耗

前歯1歯欠損歯列の審美性回復を目的に来院した患者ではあるが、上顎右側臼歯部は全歯欠損、また上顎左側臼歯部は大臼歯部が欠損し、臼歯部の咬合支持域は1ヵ所のみとなっている。「Eichnerの分類」でB3の咬合接触状態となり、修復または補綴治療の長期維持に関しては極めて過酷な環境である（参考文献6）。上下前歯部の切縁部摩耗状況から推測すると、本来は臼歯部咬合面で行われるべき臼摩運動による食物粉砕が前歯領域で行われている可能性が高く、少数となった残存歯保存への意識は比較的高い。高齢のため臼歯部咬合支持域の再構築には消極的で、最小限の治療介入による前歯部欠損状態の解消を目標として設定した。

術前と同様の咬合接触様式が維持されることで、本修復による口腔内環境の変化は最小限となり、適応へのハードルは低くなる。咬合による経時的な歯質の摩耗は、コンポジットレジン歯冠部分の摩耗と同歩調で進行することが期待される。この特性はダイレクトブリッジ修復における接着界面への応力集中を回避し、生体の経時的変化に追随して適度に摩耗変形することになり、長期間の機能維持が可能となる。

## 咬合による摩耗変化に柔軟に対応可能

写真6

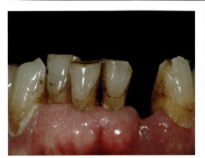
術前

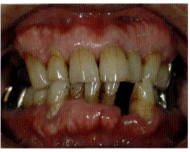
上下前歯部の緊密な咬合接触状況

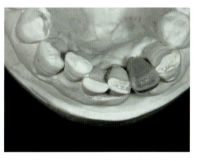
咬合器上WAX UPによる切縁部の咬合接触状態を確認

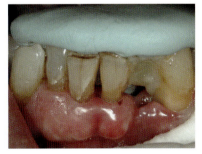
シリコーンガイド上での積層充填

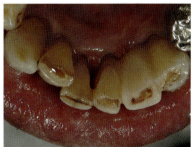
積層充填完了：口蓋側面観

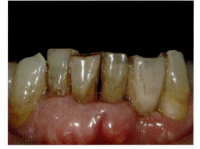
3年後：咬合・歯冠形態の調和は維持

参考文献
5. 高垣智博, 二階堂徹, 池田正臣, 鈴木司郎, 田上順次：各種コンポジットレジンの耐摩耗性ならびに対合歯摩耗量の評価. 日歯保存誌. 2009; 春季特別号：50-70.
6. 青山貴則, 相田潤, 竹原順次, 森田学：臼歯部修復物の生存期間に関連する要因. 口腔衛生誌. 2008;58(1):802-809.

# 6　学術的手法により実証された修復予後の長期安定性

大学研究機関での臨床報告によると、健全歯質を可能な限り保存した審美的修復（コンポジットレジン修復）と、便宜的に健全歯質を犠牲にした非審美的修復（メタルインレー修復）との間に臨床予後の差はない（表3、参考文献7）。この2つの修復方法のうち、どちらの選択肢が近年の患者期待に沿うものであるかは言うまでもない。齲蝕治療に効率性が強く求められた時代に確立されたメタルインレー修復と、低侵襲性と審美性が求められる現代のコンポジットレジン修復とを、修復予後の長期安定性で単純に比較することには既に大きな意義はない。

また一方で、コンポジットレジン修復の長期予後に関しては、「修復材料自体の維持期間」と「修復対象歯の保存期間」という2つのパラダイム（価値体系）が存在することを意識する必要がある。つまり、コンポジットレジン修復の最外層は咬合力や歯ブラシ摩耗に常に曝され、セラミックスや金属と比較して摩耗・変色による「修復材料自体の維持期間」は決して長くはないと考える。しかし一方で、天然歯質を最大限に保存した状態でコンポジットレジンが象牙質表面を被覆・保護した状態の「修復対象歯の保存期間」は、健全歯質削除後にセラミックスや金属により形態回復のみ行われた状況と比較して決して短くはないと考える。咬合負担を直接受ける最外層のコンポジットレジンは必要に応じて年齢相応の形態や色調に合わせて交換し、生体の変化に柔軟に適応させていくことが必要であり、永久に同じ状態で修復物の表面性状やマージンの適合性を維持し続ける必要はない。

生体内部との交通を持った象牙細管開口部が積層充填最内層のフロアブルレジンによって確実に封鎖され続ける事により、修復対象歯の歯髄・象牙質は長期間保存される可能性が高まる。修復物辺縁封鎖の定期的な点検、補修、交換を行うことが、口腔内での歯牙の機能的長期保存に最も必要な概念であると考える。この概念を術者と患者とが共有し、健全歯質を喪失しないための定期清掃と、必要に応じた修復外層の交換を行うことで、コンポジットレジン修復は口腔全体の機能維持に最も貢献する修復方法となる。

## 2級窩洞におけるメタルインレー修復との長期予後比較

表3

| 修復の臨床経過10年 | % | |
|---|---|---|
| コンポジットレジン修復 | 83.0 | KUBO（日本歯科保存学会誌2001） |
| メタルインレー修復 | 84.7 | |

## メタルインレー修復からコンポジットレジン修復へ（CASE 3 参照）

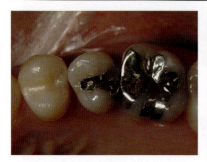
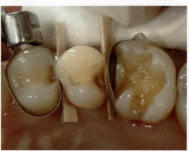
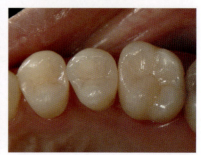

術前（メタルインレー修復）　　隔壁の設置（第一段階）　　術後

**参考文献**
7. 久保至誠，仲佐理紀，林善彦：コンポジットレジンならびに鋳造修復の生存率．日歯保存誌．2001;44(5):802-809．

# 7　再研磨・再修復による効率的な審美再現性

コンポジットレジン修復の最大の特徴は、歯科医師と患者が直接的な診療接触のみで、いつでも、どの段階の破壊でも、元の歯が存在する限りにおいては、何度でもその修復が再現可能な事である。永久に維持管理する事を前提とした歯の保存であることを互いに理解する必要がある。修復物の辺縁部は色調移行性の向上のために極限まで薄層化して充塡・研磨されており、部分的なレジンの剝離や同部位への着色は経時的に避けられない場合もある。こうした場合には薄層レジンの剝離部分を再研磨によって移行的に修正・再研磨することで、修復直後に近似した表面性状を再現することも可能である。近年のコンポジットレジンのフィラー技術の革新により、すべての断面が同一のフィラー性状を示すコンポジットレジンも登場し、再研磨によって長期間に渡って同一条件の光沢を獲得することが可能となっている（写真 8、CASE 8 参照）。

**参考症例　　維持管理としての定期的な表面性状確認と再研磨　（CASE 5 参照）**

上顎歯列正中部の歯間離開による審美障害を主訴に来院。修復前準備の段階で準備したシリコーンガイドと 3D マトリックス、フロアブルレジンとを使用して離開部を封鎖、形態修正と研磨操作とを経て予後良好に経過。定期的清掃による維持管理の必要性には理解を示すが喫煙習慣は継続中で、充塡されたコンポジットレジン修復表面と移行部分とには一定期間で着色による審美障害が繰り返し発生する。維持管理としての再研磨操作では、マクロの歯冠形態特徴を維持した状態でのミクロ視点の表面粗さの減少を目的とする。ミクロの凹凸が少ない滑らかな平滑面を形成して光沢感と抗プラーク付着性とを付与する必要がある。池田らによると、コンポジットレジンの研磨による表面性状の違いがバイオフィルムの付着に影響を及ぼし、段階的な研磨操作後にダイヤモンド砥粒径 1 μm 以下の艶出し用ダイヤモンドペーストを使用したコンポジットレジン表面は、超音波振動によるバイオフィルムの剝離が容易であるとの報告もある（参考文献 8）。このような研磨面形態の獲得は結果として表面着色の速度を減じ、再研磨の間隔を延長することを可能とする。

## 維持管理としての定期的な表面性状確認（CASE 5 参照）

写真 8

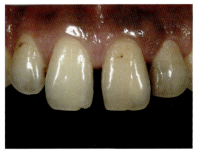
術前

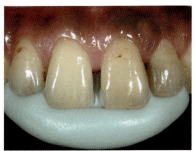
シリコーンガイドの試適

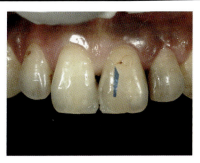
3D 透明マトリックス内へのフロアブルレジン充塡

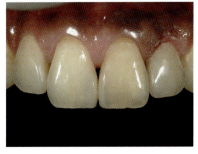
術直後

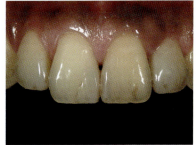
2 年後：喫煙習慣は継続

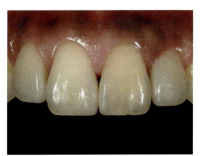
再研磨後：短時間で表面性状と光沢感が回復

**参考文献**
8. Ikeda M., Matin K., Nikaido T., Richard M Foxton, Tagami J.: Effect of Surface Characteristics on Adherence of S. mutans Biofilms to Indirect Resin Composites. Dent Mater J. 2007;26(6):915-923.

# 8　低価格・高性能材料による医療経済的採算性

かつて歯科医師が不足し齲蝕治療に効率性が強く求められた時代に確立されたメタルインレー修復と、歯科医師が過剰となり齲蝕治療には低侵襲性と審美性が求められる時代のコンポジットレジン修復とを、同列に日本の診療報酬体系上で比較するのは適切ではない。

同診療体系でのコンポジットレジン修復の評価は極めて低く、適切に修復操作が行われた場合に患者が享受する臨床的な価値は全く理解されていないとさえ考えられる。しかし、この診療体系の中でもコンポジットレジン修復を普及し患者利益を追求するため、材料開発メーカー各社の努力により低価格で高性能な修復材料が日本の歯科医院には普く提供されている。

一方で、保険診療では提供できないような臨床状況に対して、自費診療としてのコンポジットレジン修復を患者に提案し、その方法と長期的維持管理への理解が得られた場合には、この方針を積極的に活用して医院の経営的側面へのアドバンテージを確立する体制作りも重要である。疾病への治療対応としてコンポジットレジン修復を活用する臨床状況とは確実に一線を画し、低侵襲な審美修復治療に健康投資の価値を見出す患者に対しては、各社が用意する「自費診療用コンポジットレジン」を最大限に有効活用して応えていく必要を強く感じる（DRC. HAMAMATSU での自費診療症例 参照）。

## 保険診療におけるコンポジットレジン修復の現状（2015.04時点）

表4、表5

| | | 保険診療点数 | 1日計 | 合計 |
|---|---|---|---|---|
| CR | 即時充填形成（EE・EB加算） | 126 | 306 | 306 |
| | 充填1（複雑） | 152 | | |
| | 光重合型複合レジン（研磨） | 28 | | |
| メタルインレー 1日目 | 浸潤麻酔・インレー修復形成 | 120 | 198 | 714 |
| | 連合印象 | 62 | | |
| | BT | 16 | | |
| メタルインレー 2日目 | 12% 金パラ MC | 455 | 516 | |
| | 装着料 | 45 | | |
| | 接着材料 I | 16 | | |

| | 使用器材 | 材料　平均単価 | 平均単価/1窩洞 | 合計/1窩洞 |
|---|---|---|---|---|
| CR | 接着剤 | 15,000 円 | 100 円 | 250 円 |
| | フロアブルレジン | 1,000 円/1 G | 50 円 | |
| | コンポジットレジン | 1,000 円/1 G | 100 円 | |
| メタルインレー | 金属費用 | 1,200 円/1 G | 1,200 円 | 3,230 円 |
| | 技工費用 | 2,000 円/1 歯 | 2,000 円 | |
| | 合着用セメント | 3,000 円 | 30 円 | |

DIRECT RESTORATION ACADEMY OF COMPOSITE RESIN

# 8 STEPS

コンポジットレジン修復で対応可能な臨床状況は、「歯冠形態の復元治療」CASE 1〜CASE 4 と、「歯冠形態の改善治療」CASE 5〜CASE 8 とに大別される。それぞれの臨床状況において、効率よく正確な修復を行うために必要なチェックポイントを 8 つのステップで整理する。

1　修復前準備

P.22

2　窩洞形成

P.23

3　隔壁設置

P.24

4　接着操作

P.26

5　積層充塡

P.27

6　光照射

P.30

7　形態修正・研磨操作

P.31

8　維持管理

P.34

| | | CASE 1 （齲蝕臼歯1級修復） | CASE 2 （齲蝕臼歯2級修復） |
|---|---|---|---|
| 1 | 修復前準備 | 咬合接触点の事前確認 | 咬合接触点の事前確認 |
| 2 | 窩洞形成 | 感染象牙質の選択的除去<br>隔壁設置を意識した隅角温存 | 感染象牙質の選択的除去<br>隔壁設置を意識した隅角温存 |
| 3 | 隔壁設置 | | トッフルマイヤー型マトリックスシステム<br>くさび |
| 4 | 接着操作 | メガボンドP・B | メガボンドP・B |
| 5 | 積層充塡 | フロアブルレジン・デンティンシェードレジン<br>エナメルシェードレジン・色調調整材 | フロアブルレジン・デンティンシェードレジン<br>エナメルシェードレジン・色調調整材 |
| 6 | 光照射 | 咬合面側より照射<br>光線収束する改良平行型・高出力タイプ | 咬合面側より照射<br>光線収束する改良平行型・高出力タイプ |
| 7 | 形態修正・研磨操作 | 小窩裂溝の連続性維持<br>咬合接触点の均衡確認 | 隣接面接触点の強圧維持<br>小窩裂溝の連続性維持 |
| 8 | 維持管理 | 咬合接触点の均衡確認 | 咬合接触点の均衡確認<br>隣接面歯肉側窩縁の移行性確認 |

| | | CASE 3 （臼歯2級メタルフリー修復） | CASE 4 （破折歯への修復） |
|---|---|---|---|
| 1 | 修復前準備 | 咬合接触点の事前確認 | 仮充塡・WAX UP<br>シリコーンガイド作成 |
| 2 | 窩洞形成 | 感染象牙質の選択的除去 | ストレートベベルの付与<br>窩縁部エナメル質の整理 |
| 3 | 隔壁設置 | 3Dメタルマトリックス<br>リングタイプリテーナー・くさび | シリコーンガイド<br>3D透明マトリックス・くさび |
| 4 | 接着操作 | メガボンドP・B | エッチング<br>メガボンドP・B |
| 5 | 積層充塡 | フロアブルレジン・デンティンシェードレジン<br>エナメルシェードレジン・色調調整材 | フロアブルレジン・デンティンシェードレジン<br>エナメルシェードレジン |
| 6 | 光照射 | 咬合面側より照射<br>光線収束する改良平行型・高出力タイプ | 唇舌側より照射<br>拡散型・高出力タイプ |
| 7 | 形態修正・研磨操作 | 隣接面接触点の強圧維持<br>小窩裂溝の連続性維持 | 残存歯質からの隆線連続性の維持 |
| 8 | 維持管理 | 咬合接触点の均衡確認<br>隣接面歯肉側窩縁の移行性確認 | 薄層レジン境界部の移行的再研磨 |

|   | | CASE 5（離開歯列への修復） | CASE 6（ダイレクトベニア修復） |
|---|---|---|---|
| 1 | 修復前準備 | 仮充填・WAX UP<br>シリコーンガイド作成 | 仮充填・WAX UP<br>シリコーンガイド作成 |
| 2 | 窩洞形成 | エナメル質表層の一層削除 | エナメル質表層の一層削除 |
| 3 | 隔壁設置 | シリコーンガイド<br>3D 透明マトリックス（隣接面部）・くさび | シリコーンガイド<br>3D 透明マトリックス（隣接面部）・くさび |
| 4 | 接着操作 | エッチング<br>メガボンドP・B | エッチング<br>メガボンドP・B |
| 5 | 積層充填 | フロアブルレジン<br>エナメルシェードレジン | フロアブルレジン・デンティンシェードレジン<br>エナメルシェードレジン |
| 6 | 光照射 | 唇舌側より照射<br>光線収束する改良平行型・高出力タイプ | 唇舌側より照射<br>拡散型・高出力タイプ |
| 7 | 形態修正・研磨操作 | 離開封鎖部の左右対称性確認<br>歯頸部カントウアの調整 | 反対側同名歯との対称性確認 |
| 8 | 維持管理 | 薄層レジン境界部の移行的再研磨 | 薄層レジン境界部の移行的再研磨 |

|   | | CASE 7（ダイレクトクラウン修復） | CASE 8（ダイレクトブリッジ修復） |
|---|---|---|---|
| 1 | 修復前準備 | 仮充填・WAX UP<br>シリコーンガイド作成 | 仮充填・WAX UP<br>シリコーンガイド作成 |
| 2 | 窩洞形成 | 齲蝕影響象牙質の徹底除去 | エナメル質表層の一層削除 |
| 3 | 隔壁設置 | シリコーンガイド<br>3D 透明マトリックス（隣接面部）・くさび | シリコーンガイド<br>3D 透明マトリックス（基底部）・くさび |
| 4 | 接着操作 | メガボンドP・B | エッチング<br>メガボンドP・B |
| 5 | 積層充填 | フロアブルレジン・デンティンシェードレジン<br>エナメルシェードレジン | フロアブルレジン・デンティンシェードレジン<br>エナメルシェードレジン |
| 6 | 光照射 | 唇舌側より照射<br>拡散型・高出力タイプ | 唇舌側より照射<br>拡散型・高出力タイプ |
| 7 | 形態修正・研磨操作 | 反対側同名歯との対称性確認 | 反対側同名歯との対称性確認<br>基底部の清掃性確保 |
| 8 | 維持管理 | 咬合接触点の均衡確認 | 咬合接触点の均衡確認<br>基底部の清掃性確認 |

# 1 修復前準備

修復対象となる歯冠部欠損の程度により修復前準備の内容は異なる。
「歯冠形態の復元治療」CASE 1〜4 においては、窩洞形成前の解剖学的歯冠形態をシリコーン印象材で採取し、修復用ガイドとして使用する。「歯冠形態の改善治療」CASE 5〜8 においては、目標となる歯冠形態を口腔内または模型上で仮構築し、その形態を採取して修復用ガイドとして使用する。
小規模な前歯 3 級窩洞や臼歯 1 級窩洞では、その欠損部分を修復するための特別な前準備を必要としない場合が多い。前歯 3 級窩洞では使用する隣接面用の 3D 透明マトリックスの形態により、また臼歯 1 級窩洞では残存歯質の咬頭・裂溝の形態を延長することにより、比較的容易に理想的な歯冠形態の部分回復が可能である。しかし一方で、大規模な前歯 4 級窩洞や臼歯 2 級窩洞では、歯冠部の重要な解剖学的指標が失われている場合も多く、計画的な修復前準備によって効率的かつ正確な修復操作が可能となる場合が多い。
具体的には、前歯部 4 級窩洞における口蓋側面や切縁隅角の術前形態の記録であり、また臼歯部 2 級窩洞においては術前の咬合接触支持点の記録である。これらの形態が窩洞形成により意識せずに失われた場合、指標なく歯冠形態を再現する修復操作の難易度は非常に高く、咬合調整や形態修正・研磨操作の効率を大きく低下させてしまう。積層充填操作後の過剰充填部分の切削・調整を最小限とし、天然歯形態の審美的再現を効率よく行うために必要な修復前準備として、特に前歯部の口蓋側面形態・切縁隅角形態の充填用ガイド作成にはシリコーン印象材のパテタイプを使用する。窩洞形成終了後の修復対象部位に、コンポジットレジンを圧接充填するためのもので、目標となる歯冠形態を口腔内または模型上で仮構築し、その記録を採取して修復用ガイドとして使用する。この「シリコーンガイド」に必要な要件としては、厚さ 5.0 mm 程度の変形耐性と患歯含め 4 歯程度の支持範囲である。特に「歯冠形態の改善治療」CASE 5〜8 においては、このシリコーンガイドの存在が修復成功への大きな道標となる。

| 修復前準備のポイント | | | |
|---|---|---|---|
| 前歯部 | 歯冠形態の仮再現（仮充塡・模型上でのワックスアップ）によるシリコーンガイド作成 | 臼歯部 | エックス線診査による齲蝕除去範囲想定 |
| | 口蓋側面形態の記録による咬合調整量減少 | | 術前咬合接触点診査による術後咬合調整量の減少 |
| | 切縁形態記録による天然審美形態の再現 | | 温存可能な残存歯質量による使用隔壁装置の選定 |

## 前歯部大規模修復の修復前準備（CASE 4 参照）

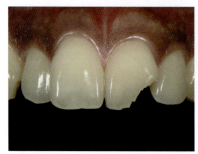
術前

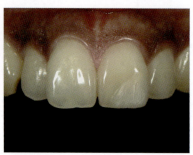
歯冠形態再現のための仮充塡

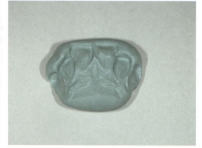
シリコーンガイド作成

## 臼歯部大規模修復の修復前準備（CASE 2 参照）

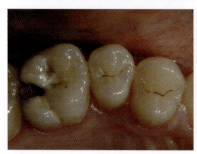
術前

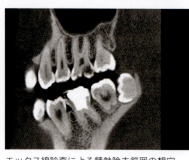
エックス線診査による齲蝕除去範囲の想定

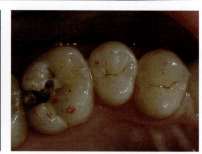
咬合支持点の確認による窩洞外形の設定

# 2 窩洞形成

齲蝕・破折・酸蝕などにより歯冠部歯質の一部が失われた場合の「歯冠形態の復元治療」CASE 1〜4においては、残存歯質からコンポジットレジンによって歯冠形態を延長して修復する再現方法が効果的である。窩洞形成による修復前解剖学的特徴の喪失を最小限に留め、欠損発生前の歯冠形態への復元を目標とする。

窩洞形成では健全歯質の温存を第一とし、齲蝕治療の場合には感染歯質の除去、再修復治療では旧修復材料の除去と窩縁部の整理によりほぼ窩洞形成を完了する。臼歯部の齲蝕治療をコンポジットレジン修復で対応する場合、メタルインレーによる非接着修復とは全く異なる概念での窩洞形成を行う事になる。非接着修復では感染歯質の除去後、修復材料を歯質に対して一定期間固定するための保持形態を必要とし、健全歯質の削除を余儀なくされる。このため一般的に窩洞形成は麻酔下で行われ、齲蝕除去は感染齲蝕象牙質を超えて非感染齲蝕象牙質・健全象牙質にまで及んでしまう。健全象牙質への切削刺激は術後疼痛の原因となり、低侵襲な修復治療とは言い難い。一方でコンポジットレジンによる接着修復では、歯質の状況に合わせた接着操作を行うことで強く歯質と一体化するため、修復材料保持のための窩洞形態は必要ない。感染歯質の選択的除去とベベルの付与を含む窩縁部の整理によって窩洞形成は終了し、極めて低侵襲な修復治療が可能となる。前歯部修復における窩洞形成の仕上げとしては、窩縁部へのベベル付与によりレジンの辺縁厚さを移行的に薄層化し、レジンと歯質との色調適合性を向上させる。

| 齲蝕治療の窩洞形成・齲蝕除去の8 STEPS | | | |
|---|---|---|---|
| 1 | 窩洞開口部形成（ダイヤモンドポイント使用） | 5 | 齲蝕検知液染色2回目 |
| 2 | MIステンレスバー（大・中）使用（感染象牙質の80%程度除去） | 6 | スプーンエキスカベータ（大・中）使用 |
| 3 | 齲蝕検知液染色1回目 | 7 | 齲蝕検知液染色3回目 |
| 4 | MIステンレスバー（小）使用 | 8 | スプーンエキスカベータ（小）使用（感染象牙質の除去完了） |

## 前歯部大規模再修復の窩洞形成（CASE 4 参照）

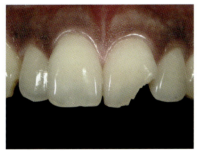

ストレートベベルの付与（約5.0 mm）

## 臼歯部大規模齲蝕の感染歯質除去方法（CASE 2 参照）

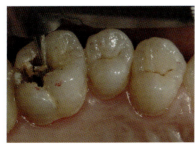
MIステンレスバーによる感染象牙質の除去

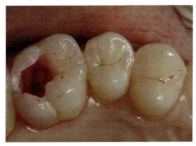
齲蝕検知液での染色

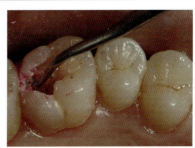
スプーンエキスカベータでの染色部削除

# 3 隔壁設置

コンポジットレジン修復における隔壁設置の目的は、フリーハンドでは形態再現が困難な充填部位に対して、効率よく正確な充填操作を行うための環境整備である。

CASE 4〜8 のような前歯部の大規模修復では、再現すべき歯冠形態を仮構築してシリコーンガイドを作成した場合、残存歯質への接着操作後にシリコーンガイドを適合させ、ガイド上でコンポジットレジンと歯質とを充填して接続させる事が可能となる。第 1 段階としてシリコーンガイドで再現される範囲は主に口蓋側面形態と切縁形態である。隣接面形態は第 2 段階で再現され、充填範囲を縮小した後に新たに隔壁設置して隣在歯との接触点構築を行う。シリコーンガイドの撤去後に隣接面用の 3D 透明マトリックスを適用し、フロアブルレジンの注入による充填操作が効率的である。

CASE 2〜3 のような臼歯部 2 級修復においては、温存された隅角部歯質の形態によって使用するマトリックスの種類は異なり、隣在歯との接触関係回復の難易度を左右する重要な要件となる。齲蝕除去を開始する前に修復方法や使用する修復補助器具をある程度予測しておくことで、その適合と操作性向上を意識した残存歯質形態に窩洞形成することが可能である。

隣接面における原発性齲蝕窩洞では歯質削除範囲を最小限にコントロールすることで、隣在歯との歯間離開距離が小さく接触点回復の難易度を低く設定する事が可能である。このような**離開距離 0.5 mm 以下の場面**では、歯頸部からの平面的な隣接面形態の構築が必要であり、トッフルマイヤー型のマトリックスシステムの使用が有効である。

一方でメタルインレーなど間接修復の再治療における窩洞形成では隣接面の隅角部形態が大きく失われている場合が多く、隣接面の歯頸部からの豊隆形成と辺縁隆線の再構築は非常に難易度が高い。3 次元的豊隆をあらかじめ付与された 3D メタルマトリックスを使用して残存歯質と移行的に隣接面形態を回復することが求められ、窩洞面との緊密な適合に有効なリングタイプリテーナー（脚部：シリコーン装着）やウッドウェッジを適宜調整して使用する。シリコーン素材の脚部を持つリングリテーナーは残存歯面へのフレキシブルな適合性と両隣在歯への離開力を発揮し、歯周靱帯圧迫による歯牙微小移動で 3D メタルマトリックスの厚さを補償し、充填後の近接した接触点回復に効果的である。このタイプのリテーナーを使用する状況として、**最適な歯間離開距離は 1.0 mm 程度**である。

また**歯間離開距離が 1.5 mm 以上**でリングタイプリテーナーの適用が困難な隅角部歯質の大規模喪失を伴う窩洞では、手指によるマトリックスの微調整とフロアブルレジンやウッドウェッジによる暫間固定を行うなど、直接法では非常に難易度の高い隣接面部の隔壁設置に様々な創意工夫が必要である。

どのタイプの隔壁設置方法を選択した場合においても、完全な隣接面マトリックスを完全に適合させることで、充填操作終了後に形態修正器具のアクセスが困難な部位に対して、修正不要な充填状況を達成することができる。

## 前歯部大規模修復のシリコーンガイド準備（CASE 4 参照）

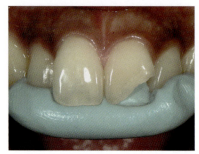
シリコーンガイドの試適

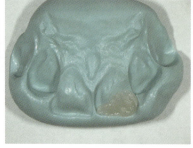
シリコーンガイド上での充填準備

## 臼歯部大規模修復の隔壁設置（CASE 2 参照） 隣在歯との離開距離 0.5 mm 以下

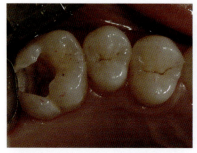
窩洞形成終了（隣在歯との離開距離 0.5 mm 以下）

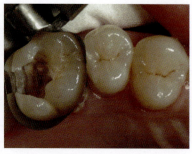
トッフルマイヤータイプマトリックスシステムの設置

## 臼歯部修復の隔壁設置　隣在歯との離開距離 1.0 mm 程度　（参考症例）

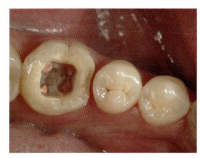
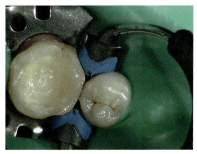
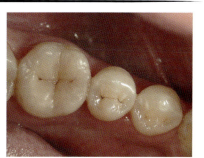

6　窩洞形成終了（隣在歯との離開距離 1.0 mm 程度）　　隣接面の豊隆形態を再現する 3D マトリックスとリングタイプリテーナー　　術後

## 臼歯部修復の隔壁設置　隣在歯との離開距離 1.5 mm 以上　（参考症例）

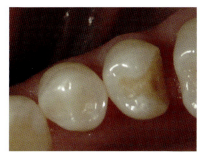
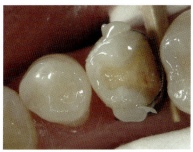
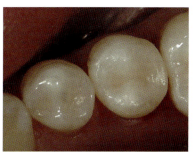

5　窩洞形成終了（隣在歯との離開距離 1.5 mm 以上）　　隣接面の豊隆形態を再現する 3D マトリックスとフロアブルレジン固定　　術後

臼歯 2 級修復　隣在歯との歯間離開距離による隔壁の選択基準

| 隣在歯との離開距離 | 使用器材 | | |
|---|---|---|---|
| 0.5 mm 以下 | トッフルマイヤータイプマトリックスリテーナー | トッフルマイヤータイプマトリックスバンド | ウッドウェッジ |
| 1.0 mm 程度 | リングタイプリテーナー | 3D メタルマトリックス | ウッドウェッジ |
| 1.5 mm 以上 | フロアブルレジン | 3D メタルマトリックス | ウッドウェッジ |

# 4 接着操作

コンポジットレジン修復の根幹を支える歯質とレジンとの接着力の獲得は、その接着対象に合わせた適切な材料選択と確実な操作に大きく依存する。CASE 1～3のような齲蝕治療時の基本的な接着対象は切削されたエナメル質または象牙質であり、現在市販されている2ステップまたは1ステップのセルフエッチングシステムを操作指示内容を厳守して使用する事で安定した歯質への接着力が得られる。材料組成や特性の理解に基づき、接着環境の整備と材料のパフォーマンスを最大限に引き出す適正な使用方法を厳守する必要がある。

接着耐久性が長期的な評価を得ている接着材「クリアフィルメガボンド」の存在と、同接着材の極めてシンプルな使用方法により、術者間の処理方法の差が生じにくい環境となり、安定した歯質接着性をコンスタントに獲得できる。また、コンポジットレジン修復の適応症拡大により、CASE 4～8のような無切削エナメル質が接着対象となる臨床状況も多い。CASE 5の正中離開歯列へのコンポジットレジンによる離開部封鎖修復では、健全な無切削エナメル質に対しての接着操作が必要となり、「クリアフィル メガボンド」使用前のリン酸エッチング材（Kエッチャントゲル）の併用が推奨される。

現在、接着材料には多くの信頼性の高い選択肢が存在するが、第一に優先すべき事項は、既に評価の確立した材料の中で「シンプルな操作性」と「高い接着強度」とが両立した同一材料を継続使用し、術者自身の経験として長期耐久性を実感し、そのメリットを患者と共有する事である。

**接着対象による接着材料の選択基準・使用時の注意事項**

| 接着対象 | 使用材料 | | |
|---|---|---|---|
| 切削象牙質 | | メガボンドプライマー | メガボンドボンド |
| 切削エナメル質 | | メガボンドプライマー | メガボンドボンド |
| 無切削エナメル質 | リン酸エッチング | メガボンドプライマー | メガボンドボンド |
| 接着操作時の注意事項 | | | |
| 1 | 接着操作前の確実な防湿・止血 | | |
| 2 | メガボンドプライマー・ボンド使用直前採取による材料変質防止 | | |
| 3 | メガボンドプライマー窩洞内面全体への十分量塗布・放置時間の厳守 | | |
| 4 | メガボンドボンド塗布後の確実な光照射 | | |

## 前歯部大規模修復の接着操作（CASE 4 参照）

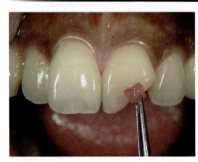
無切削エナメル質へのリン酸エッチング処理

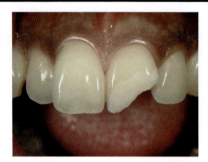
水洗・乾燥後

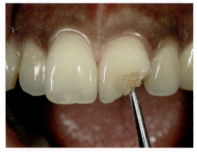
メガボンドプライマー処理（20秒処理・乾燥）

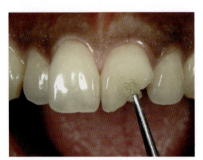
メガボンドボンド塗布（エアーブロー・光照射）

# 5　積層充填

コンポジットレジンの充填操作は、単一色のコンポジットレジンを分割して積層充填し各層の重合率向上を目的としてきた従来の充填方式から大きく転換しようとしている。つまり、流動性の異なるフロアブルコンポジットレジンの登場により充填術式が一変し、また豊富な色調バリエーションを揃える自費用コンポジットレジン使用で多色積層充填による審美性獲得が可能となっている。窩洞への「ぬれ性」が高いフロアブルレジンを接着操作後の積層充填第1層目として使用することで、重合収縮応力による窩洞底部の接着破壊（コントラクションギャップ）を抑制する効果が期待できる（参考文献10）。また、これ以降の第2層目としてデンティンシェードレジン、第3層目としてエナメルシェードレジンを充填する3層充填を基本として考えると、窩洞底部での確実な接着強さと、レジンによる天然歯様の色調再現とが、両立して可能となる。

さらに異なる流動性のフロアブルレジンを効果的に活用することで、ハイフロータイプを使用した窩洞狭小部への「レジンを注入する」充填方法や、スーパーローフロータイプを使用した「咬頭を構築する」積層方法など、術者の自由な発想で活用範囲は広がっている。

**積層充填操作のポイント**

|  | 使用材料 | 特徴 |
|---|---|---|
| 第1層 | フロアブルレジン | 窩洞内面への「ぬれ性」が高くボンディング材の歯質接着性を向上 |
| 第2層 | デンティンシェードレジン | 窩洞内体積の大部分を占め色調再現（明度）の基盤を構築 |
| 第3層 | エナメルシェードレジン | 修復の最表層でエナメル質の透明感を表現して歯牙表面性状を再現 |

## 前歯部大規模修復の積層充填操作（CASE 4 参照）

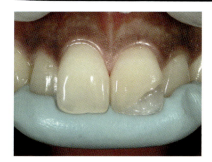
シリコーンガイド上での口蓋側面の形態再現

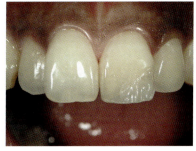
デンティンシェードレジンによる内部構造の構築

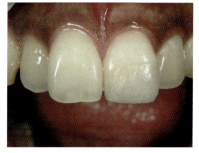
エナメルシェードレジンによる最終外形の再現

## 臼歯部大規模修復の積層充填操作（CASE 2 参照）

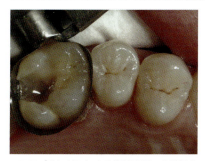
フロアブルレジンによる窩洞底部への積層充填第1層

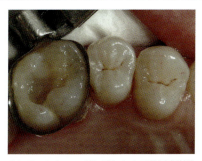
デンティンシェードレジンによる積層充填第2層

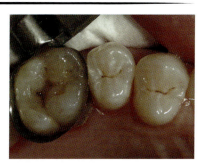
色調調整材による裂溝部の色調再現

## 前歯部への積層充塡による色調再現（3層 積層充塡）

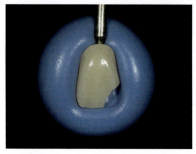

切縁隅角を含む4級窩洞を想定して積層充塡の色調再現を検証

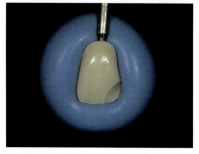

口蓋側面にはシリコーンガイド上でフロアブルレジン充塡

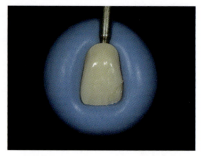

内部構造としてのデンティンシェードレジン充塡

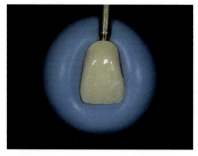

最終外層としてのエナメルシェードレジン充塡

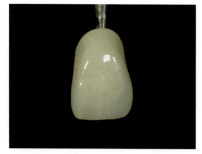

研磨操作後の色調再現性は良好

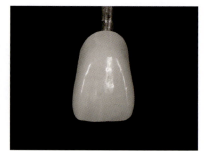

明度の一致を確認

## デンティンシェードレジンのみで充塡した場合

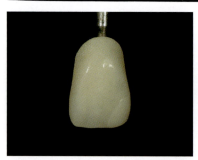

充塡部位の表層に透明感はなく歯の立体感を表現できない

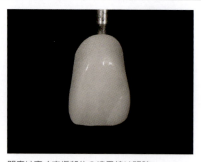

明度は高く充塡部位の境界線は明瞭

## エナメルシェードレジンのみで充塡した場合

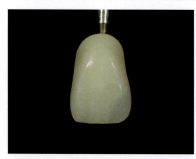

充塡部位の光透過性が高く象牙質内部構造での色調再現が確立できない

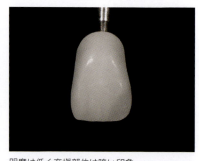

明度は低く充塡部位は暗い印象

## 臼歯部への積層充塡による色調再現（3層 積層充塡）

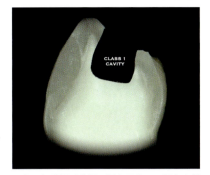

臼歯1級窩洞（窩洞の深さ5.0mm程度を想定）

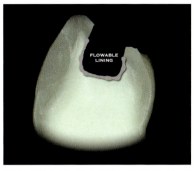

フロアブルレジンによる積層充塡の第1層目（1.0mm程度の厚さ）

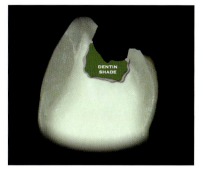

デンティンシェードレジンによる積層充塡の第2層目（2.0mm程度の厚さ）

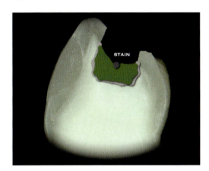

裂溝相当部への色調調整材の使用（適宜）

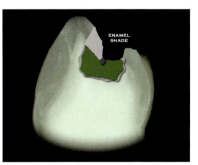

エナメルシェードレジンによる積層充塡の第3層目（2.0～1.0mm程度の厚さ）

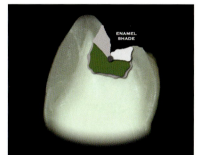

各咬頭を分割して充塡することで残存歯質との咬頭・裂溝の連続性を確保

## 積層充塡方法の違いによる窩底部の接着強度変化

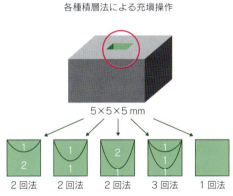

積層充塡方法の違いによる窩底部の接着強度変化

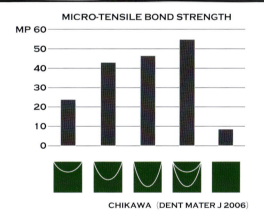

**参考文献**
10. Chikawa H., Inai N., Cho E., Kishikawa R., Otsuki M., Foxton RM., Tagami J.: Effect of incremental filling technique on adhesion of light-cured resin composite to cravity floor. Dent Mater J. 2006;25(3):503-508.

# 6 光照射

コンポジットレジン修復に使用する歯質接着材に関しての学術的研究報告による接着強度は、理想的環境（窩洞内の防湿環境・照射光の到達状況・重合収縮応力の緩和）で得られる結果であり、日常臨床の修復操作をいかにこの状況に近づけるかが重要な課題である。特に光照射に関しては、窩洞の深さや形態によって、部位による光の到達量には大きな差が生じる。一般的な光照射器では、照射光は拡散して進行し、光強度は距離の二乗に比例して減衰する。この拡散型の光照射器では、照射対象までの距離が5 mm程度で、到達する照射光強度は50%程度にまで低下する。この光の特性を考慮して、照射光の拡散を抑制するように改良された光照射器が開発され、距離による光強度の減衰は改善可能である。改良平行型の光照射器（Pencure 2000）では、照射対象までの距離が5 mm程度で、到達する照射光強度は80%程度を維持する（参考文献11）。特に**CASE 1〜3**のような、臼歯部窩洞においては、原則的に咬合面側からの光照射となり、接着界面または充塡部への距離が大きくなる場面も多い。初期照射光強度が2000 mW/cm$^2$程度の高出力タイプでも、距離やコンポジットレジンの厚さによる光強度の減衰を考慮し、光照射時間の延長により十分な重合硬化を獲得することにより材料本来の性能を発揮させる必要がある。

| 光照射の注意事項 | |
|---|---|
| 1 | 窩洞内面全体への光到達経路を考慮した窩洞開口部形態 |
| 2 | 光照射対象部位までの離開距離の把握 |
| 3 | 光照射器による光進行特性と照射光強度の把握 |
| 4 | コンポジットレジンの色調による照射光強度減衰への理解 |
| 5 | コンポジットレジンの厚さによる照射光強度減衰への理解 |
| 6 | 複数方向からの光照射による照射範囲の拡大 |
| 7 | 照射光強度減衰時の照射時間延長対応 |
| 8 | 光照射器具表面の汚染防止 |

## 光照射距離による照射光強度の減衰

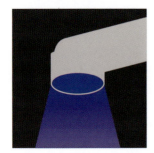
拡散型（従来型）FlashLite1001

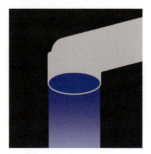
平行型 Pencure

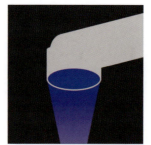
改良平行型 Pencure 2000

| 光照射距離 | Flash Lite1001 | Pencure | Pencure 2000 |
|---|---|---|---|
| 0 mm | 600 (100%) | 600 (100%) | 600 (100%) |
| 2.0 mm | 470 (78%) | 560 (93%) | 600 (100%) |
| 4.0 mm | 360 (60%) | 480 (80%) | 575 (97%) |
| 6.0 mm | 270 (45%) | 330 (55%) | 505 (84%) |
| 8.0 mm | 200 (33%) | 220 (37%) | 445 (74%) |
| 10.0 mm | 170 (28%) | 180 (30%) | 380 (63%) |

mW/cm$^2$（減衰率）

**参考文献**

11. Ogisu S., Kishikawa R., Sadr A., Matoba K., Inai N., Otsuki M., Tagami J.: Effect of convergent light-irradiation on microtensile bond strength of resin composite to dentin. Int Chin J Dent. 2009;9:45-53.

# 7　形態修正・研磨操作

コンポジットレジン充填操作終了後の形態修正・研磨操作では、レジン表層の未重合層を除去して天然歯の解剖学的形態・表面性状を回復し、術後のプラーク付着を抑制する表面滑沢性を獲得することを目的とする。積層充填時に各色調のレジン積層厚さをコントロールして計画的に色調再現された修復部位と、残存歯質との間の形態的ギャップを削除して移行的な表面性状に修正する。可能な限り過不足なく充填操作を終了し研削性の高い研削器具の使用は最小限とすべきであるが、形態修正から研磨操作へは研削能力の段階的低下と研磨砥粒の段階的縮小により表面荒さを徐々に消失させる必要がある。最終研磨面形態の審美的光沢感と抗プラーク付着性には相関関係が認められ、研磨操作直後の表面滑沢性を定期的な研磨操作により維持管理して行くことが良好な修復予後に繋がる。

また一方で、フィラー技術の向上により研磨器材に依存しない表面滑沢性を発揮するコンポジットレジンも登場している。「ES フロー」シリーズではサブミクロンサイズのガラスフィラーが高密度に充填され、表層フィラー脱落による表面荒さ増加への影響は極めて限定的である。

また、形態修正・研磨操作に移行するタイミングとしては、重合収縮応力が解消するために必要な 24 時間以上の経過を目安とする。充填直後の研磨操作は、コンポジットレジンの重合過程に歪みを生じ、窩縁部にかかる収縮応力の影響を増大する可能性がある。

| | 研磨操作の注意事項 |
|---|---|
| 1 | 研磨性良好なフィラー構成のレジン選択 |
| 2 | 研磨操作困難な部位へのマトリックス適用 |
| 3 | 研磨砥粒の段階的サイズダウンによる効率化 |
| 4 | 研磨面の表面粗さ減少による光沢度上昇 |
| 5 | 研磨面の表面粗さ減少と抗プラーク付着作用の獲得 |
| 6 | 定期的再研磨による光沢度・抗プラーク付着作用の維持 |

## 前歯部大規模修復の形態修正・研磨操作（CASE 4 参照）

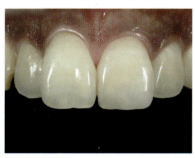

術後

## 臼歯部大規模修復の形態修正・研磨操作（CASE 2 参照）

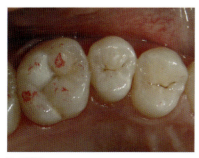 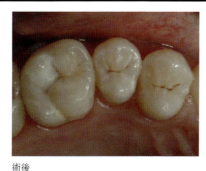

咬合調整　　　　　　　　　術後

## 段階的な研磨操作による光沢度の変化

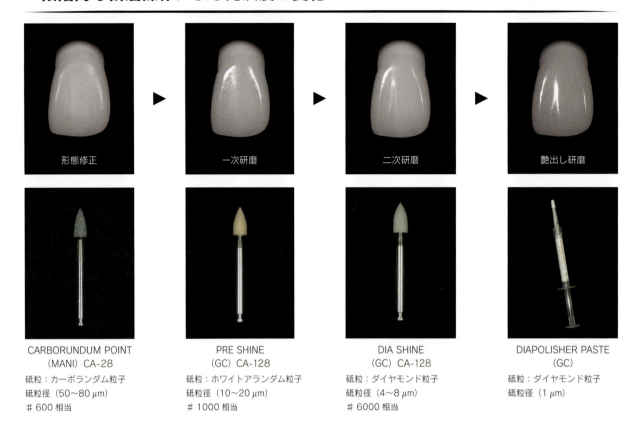

## 段階的な研磨操作による表面粗さの変化　　段階的な研磨操作による光沢度の変化

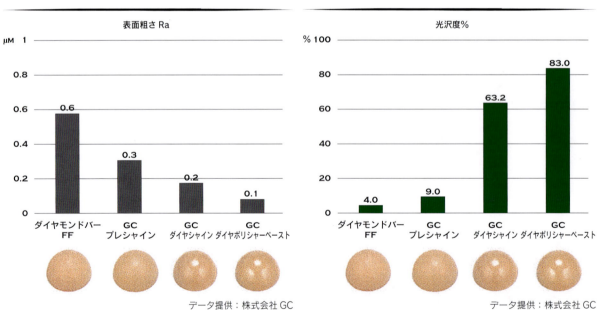

データ提供：株式会社GC

## コンポジットレジンフィラー SEM 画像

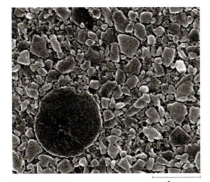

「サブミクロンガラスフィラー」
マジェスティー ES フロー
（クラレノリタケデンタル）

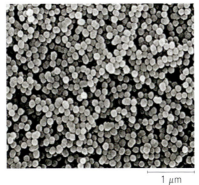

「スープラナノ球状フィラー」
エステライトシリーズ
（トクヤマデンタル）

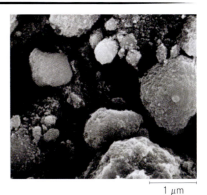

「ナノクラスターフィラー」
フィルテックシュープリーム
（3M）

## シリコーンポイント（コンポマスター：松風）による研磨操作と光沢度変化

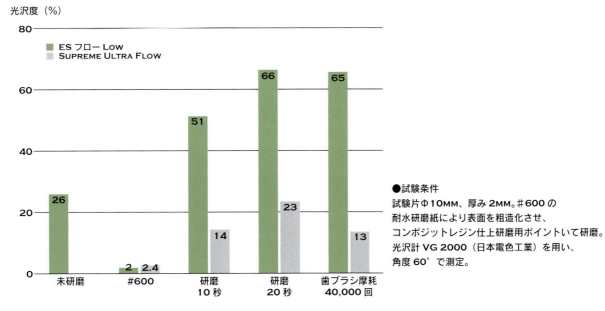

●試験条件
試験片Φ10mm、厚み2mm。#600の
耐水研磨紙により表面を粗造化させ、
コンポジットレジン仕上研磨用ポイントいて研磨。
光沢計 VG 2000（日本電色工業）を用い、
角度60°で測定。

データ提供：クラレノリタケデンタル株式会社

# 8　維持管理

久保らの報告によると、健全歯質を可能な限り保存した審美的修復（コンポジットレジン修復）と、便宜的に健全歯質を犠牲にした非審美的修復（メタルインレー修復）との間に臨床的予後（10年生存率）の差はない（参考文献7）。今後どちらの選択肢を選んで治療していくべきかは、患者からの期待を考えれば結論はすでに出ている。しかしまた一方で、「コンポジットレジン修復の長期予後に関しては、その報告の必要性が低い。」という考え方も可能である。つまり、天然歯質を最大限に保存した状態で、高い接着強度で象牙質表面が覆われた場合、咬合負担を直接受ける最外層のコンポジットレジンはむしろ必要に応じてその年齢の歯質の硬度や色調に合わせて交換し、生体の変化に柔軟に適応させていくことが必要であり、ずっと同じ状態で修復物の表面性状やマージンの適合性を維持し続ける必要がないのである。生体内部との交通を持った象牙細管の開口部が確実に封鎖され続ける事が重要であり、修復最下層のフロアブルレジンによる象牙質コーティングを十分に機能させながら、修復物辺縁封鎖の定期的な交換を行うことが、口腔内での歯牙の機能的長期保存に最も必要な概念であると考える。

この概念を術者と患者とが共有し、健全歯質を喪失しないための定期清掃と必要に応じた修復外層の交換を行うことで、コンポジットレジン修復は口腔全体の機能維持に最も貢献する修復方法になると考えられる。

セラミックス修復物が歯科技工士の確かな目と経験により、完全な色調適合を示す症例には歯科医師として心より感謝し敬意を払う。しかし、その修復物の長期安定性をコントロールするのは歯科医師と患者であり、リカバリーが非常に困難な状況に至る症例も経験することになる。コンポジットレジン修復の最大の特徴は、歯科医師と患者とが直接的な診療接触のみで、いつでも、どの段階の破壊でも、元の被修復歯が存在する限りにおいては、何度でもその修復が再現可能な事である。永久に維持管理する事を前提とした天然歯の保存であることを互いに理解する必要がある。修復物の辺縁部は色調移行性の向上のために極限まで薄層化して充填・研磨されており、部分的なレジンの剥離や同部位への着色は経時的に避けられない場合もある。こうした場合には薄層レジンの剥離部分を再研磨によって移行的に修正・再研磨することで、修復直後に近似した表面性状を再現することが可能である。

コンポジットレジン修復は、歯科技工物の制作過程が伴わない口腔内完結の直接修復である。この修復内容を患者自身が理解し、協力して維持管理を行っていくことが極めて重要であり、患者への修復内容の周知と協力関係の構築には「修復内容通知書類」を提供することが効果的であると考える。術前写真・術後写真・修復日時・費用・保証期間など、特に自費診療のコンポジットレジン修復では必須の伝達事項である。修復直後の機能性と審美性とを維持することを目標に、維持管理へのモチベーションを高める患者教育も重要であり、そのための情報共有手段として「修復内容通知書類」は大きな効果を発揮すると考えられる。

## 修復内容通知書類の活用

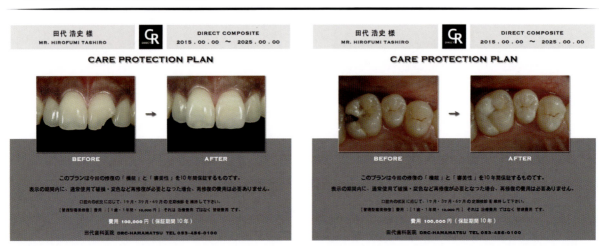

### 参考文献
7. 久保至誠, 仲佐理紀, 林善彦：コンポジットレジンならびに鋳造修復の生存率. 日歯保存誌. 2001;44(5):802-809.

**DIRECT RESTORATION ACADEMY OF COMPOSITE RESIN**

# 8 CASES

CASE 1.　メタルフリー修復1（齲蝕 臼歯1級修復）

P.39

CASE 2.　メタルフリー修復2（齲蝕 臼歯2級修復）

P.43

CASE 3.　メタルフリー修復3（審美改善 臼歯2級修復）

P.49

CASE 4.　破折歯への修復

P.61

CASE 5.　離開歯列への修復

P.73

CASE 6.　ダイレクトベニア修復

P.83

CASE 7.　ダイレクトクラウン修復

P.93

CASE 8.　ダイレクトブリッジ修復

P.105

DIRECT RESTORATION ACADEMY OF COMPOSITE RESIN

メタルフリー修復 1　　　　　　　　　　　　　　　　　　　p.39

# CASE 1

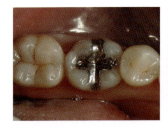 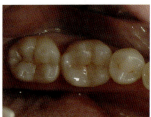

メタルフリー修復 2　　　　　　　　　　　　　　　　　　　p.43

# CASE 2

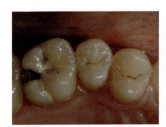 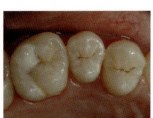

メタルフリー修復 3　　　　　　　　　　　　　　　　　　　p.49

# CASE 3

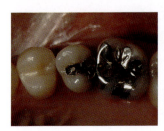 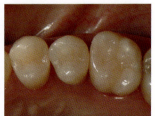

破折歯への修復　　　　　　　　　　　　　　　　　　　　p.61

# CASE 4

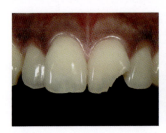 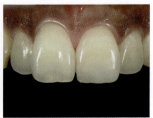

p.73 　　　　　　　　　　　　　　　　　　　　　　離開歯列への修復

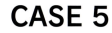

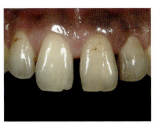 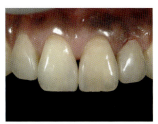

p.83 　　　　　　　　　　　　　　　　　　　　　　ダイレクトベニア修復

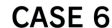

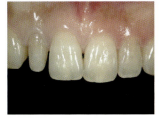 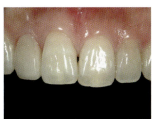

p.93 　　　　　　　　　　　　　　　　　　　　　　ダイレクトクラウン修復

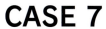

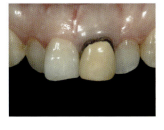 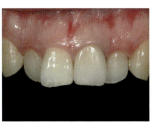

p.105 　　　　　　　　　　　　　　　　　　　　　ダイレクトブリッジ修復

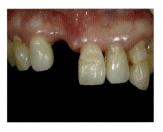 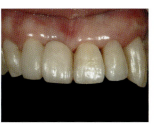

# CASE 1

## メタルフリー修復 1

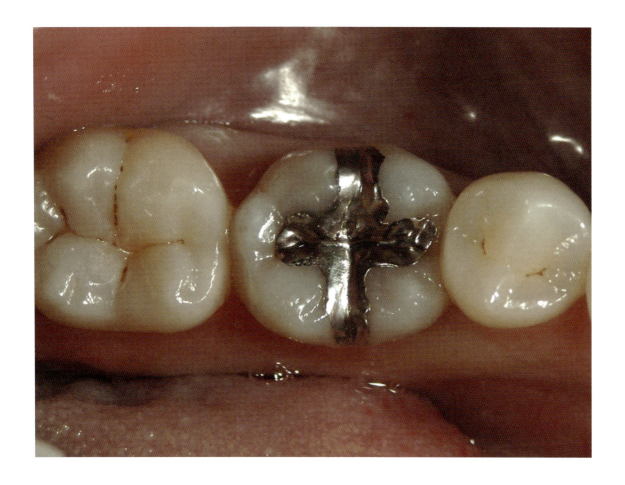

臼歯部メタルインレーの二次齲蝕に対応した修復処置を必要とする場面は非常に多い。可能な限り健全歯質を温存し、旧修復材料と感染歯質とを最小限に削除して窩洞形成を終了する。臼歯1級窩洞に対する修復処置の第一選択は直接修復での対応であり、残存歯質から移行的に小窩・裂溝を形成してコンポジットレジンを接着・充塡して歯冠形態を回復する。コンポジットレジン修復関連材料の進化により、臼歯部咬合面への「メタルフリー修復」は極めて一般的な修復方法となったが、この小窩洞への接着修復を長期的に機能させるために遂行すべき修復ステップの重要項目は数多く存在する。

# STEP 1　窩洞形成

本症例では旧メタルインレー修復の除去に際して、窩洞辺縁部の健全歯質保護に最大限の注意を払う必要がある。メタルインレーを切削・除去するためにはカーバイドバーなどが使用されるが、窩洞辺縁部エナメル質への接触を回避してインレー体部を切断し、セメント層を破壊して脱離を促すように除去する。窩洞内の残留セメント層を丁寧に除去し、健全象牙質への切削介入を最小限にとどめるように窩洞形成し、窩縁部エナメル質にはスーパーファインのダイヤモンドポイントで滑らかな窩縁形態を付与する。

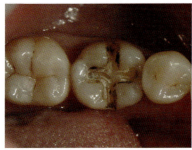

メタルインレー除去

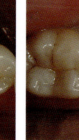

窩洞形成終了

# STEP 2　接着操作・積層充塡

切削された窩縁部エナメル質にはセルフエッチングプライマー処理前の選択的なエッチング処理は必ずしも必要ではない。接着操作完了後は窩洞底部へのフロアブルレジン充塡を必須手順とし、3 mm 程度の深さの小規模窩洞ではデンティンシェードレジンを省略する。
第1層目のフロアブルレジン充塡後、周囲歯牙の解剖学的形態を参考に小窩裂溝の位置を推測し、咬頭ごとのエナメルシェードレジン充塡を行う。小窩裂溝相当部には色調調整材を適宜使用し、天然歯を模倣した咬合面形態を構築する。

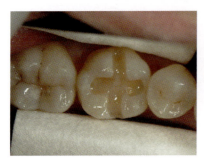

接着操作が完了し、フロアブルレジンを塗布

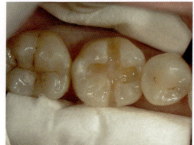

舌側の遠心咬頭を充塡

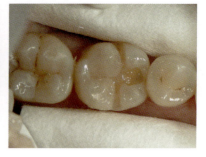

頰側の遠心咬頭を充塡。遠心小窩が形成された

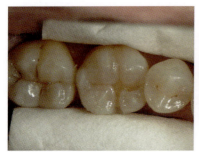

頰側の近心咬頭を充塡

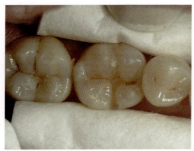

裂溝部に色調調整材を塗布

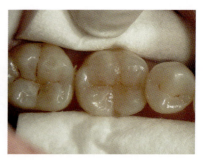

舌側の近心咬頭を充塡。咬合面形態が完成

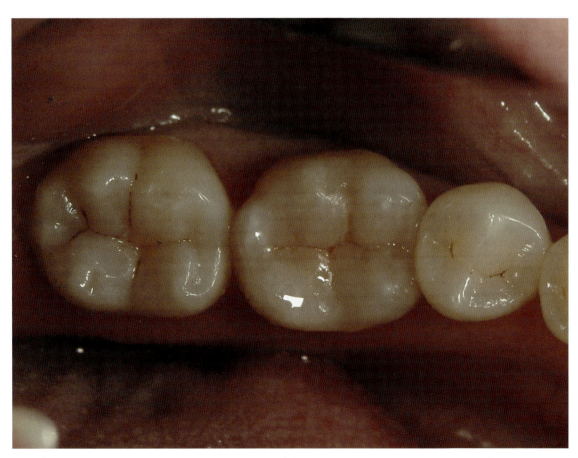

コンポジットレジン修復で行われる積層充填操作では基本的に最終エナメルシェードレジン層の充填完了まで実際の咬合接触状況を確認する事ができない。この点では咬合器上での確認作業を経て作成される間接修復物と比較して明らかに客観的再現性に劣り、充填操作完了後の調整量を減少させる努力が必要である。それには咬合面における標準的な小窩・裂溝の位置を把握し、温存された咬合支持点から移行的に咬頭・隆線の解剖学的形態を再現する必要がある。機能咬頭など最重要な咬合支持点と連続する部位の充填操作から開始し、咬合面各咬頭を順次構築する方法が効率的である。隣在歯の咬頭傾斜と比較しながらコンポジットレジン充填量を調整し、健全歯冠形態と近似した機能咬頭の咬合接触状況を目標とする。

# CASE 2
## メタルフリー修復 2

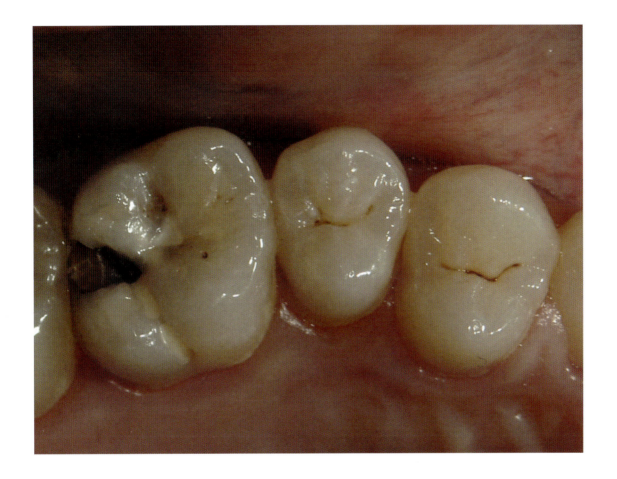

臼歯部の急性齲蝕。遠心部隣接面の原発性齲蝕へのアプローチは咬合面から行われる。齲蝕除去を開始する前に修復方法や使用する修復補助器具を決定しておくことで、その修復操作を行い易い窩洞形態の予測が可能となる。特にコンポジットレジン2級修復においては、温存された隅角部歯質の形態によって使用する隔壁の種類は異なり、隣在歯との接触関係回復の難易度を左右する重要な要件となる。本症例では遠心部の欠損範囲は比較的小規模で、健全歯質の最大限保存を意識することにより隣接面部再構築の必要範囲は縮小可能である。

# STEP 1 　窩洞形成前準備

齲蝕除去に際して、事前の咬合接触部位の確認が重要である。窩洞外形を決定する際の参考として、窩洞形成前に咬合紙による咬合支持点の確認を行う。可能な限り同部位を温存してエナメル質を削除し、最小限の窩洞開口部から確実な感染象牙質削除を行う必要がある。

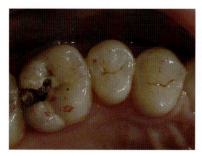
咬合支持点の確認

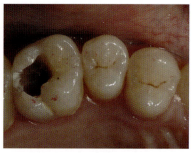
齲窩の開拡と感染象牙質範囲の確認

# STEP 2 　感染象牙質の削除器具

感染象牙質はステンレスバーを使用して超低速回転（刃の形態が確認できる程度の速度・マイクロモーターの自重程度の圧力）で削除。繰り返しの切削・滅菌操作による劣化を考慮して、MI ステンレスバー (MANI) の使用は 5 回までとし、使用回数ごとの管理を行う。若年者の急性齲蝕では回転切削による深部感染齲蝕象牙質の削除は歯髄損傷の危険性が極めて高く、スプーンエキスカベータでの齲蝕削除に切り替える必要がある。切削能力を管理されたスプーンエキスカベータでは、軟化した感染齲蝕象牙質が選択的に切削可能であり、健全象牙質の過剰切削の可能性は極めて低い。齲蝕象牙質量の多い若年者の急性齲蝕では、回転切削器具と手用切削器具とを適切なタイミングで切り替えて使用することで、低侵襲でかつ効率的な感染歯質の削除が可能となる。

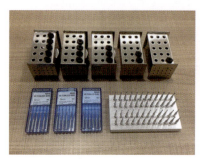
回転切削器具の使用回数制限

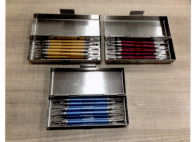
刃部のサイズが異なるスプーンエキスカベータ

## STEP 3　感染象牙質除去

感染齲蝕象牙質の大部分は直径の大きなMIステンレスバー（#6）を使用し、無注水下・超低速回転で削除。1回目の齲蝕検知液（カリエスディテクター）染色後、直径の大きなスプーンエキスカベータ（#1）により濃染色部分を選択的に削除。濃染色部の範囲縮小に伴い、使用するスプーンエキスカベータの直径をサイズダウンし、非染色部の過剰切削を回避。複数回の齲蝕検知液使用と選択的削除により、段階的に細菌感染した汚染領域を縮小。切削片の乾燥状態も参考として感染象牙質の削除を終了。

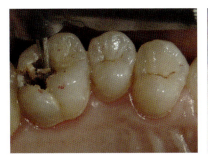

MIステンレスバーによる感染象牙質の除去

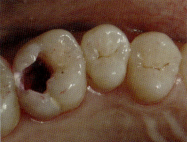

齲蝕検知液での第1回目の染色

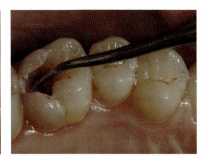

スプーンエキスカベータ（#1）での感染歯質削除

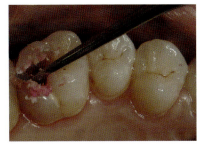

スプーンエキスカベータ（#2）での感染歯質削除

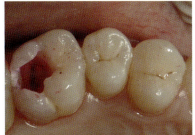

齲蝕検知液での第2回目の染色

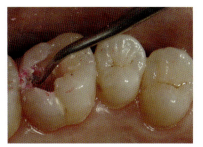

スプーンエキスカベータ（#3）での感染歯質削除

## STEP 4　窩洞形成

接着操作・コンポジットレジン充塡時の光照射を意識した場合、光の直進特性を考慮すると窩洞の大規模なアンダーカット形成は光照射不可能な部位を形成する事になり注意が必要である。窩洞内面全体に照射光が到達するための窩洞開口部の確保が必要である。また、窩洞形成の仕上げとして、隣在歯の健全歯質を保護しながら窩縁部のエナメル質マージンを整理。スーパーファインのダイヤモンドポイントを使用して連続的で滑らかな窩縁形態に仕上げ、コンポジットレジンの重合収縮応力によるエナメル小柱の微小破折を回避する。

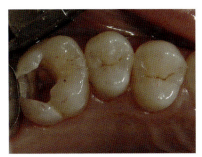

感染象牙質の除去完了

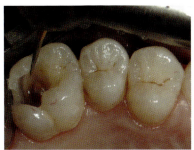

窩縁部エナメル質の整理

## STEP 5　隔壁設置・接着操作

遠心隣接面部の歯質削除範囲は最小限にとどめられ、隣在歯との歯間離開距離は非常に小さい。本症例では遠心面における歯頸部からの豊隆形成は困難であり、比較的平面的な接触関係が再現されることになる。このような状況下の隔壁選択では、歯頸部から直線的に隣接面形態を構築する、「トッフルマイヤータイプマトリックスシステム」の使用が効果的である。マトリックス設置により窩洞内面は周囲組織と隔離され、良好な乾燥状態が確保されて接着環境が整備された。接着操作後は即座にフロアブルレジンによる窩底部ライニングが行われ、象牙質保護の第一段階として極めて重要な役割を果たす。

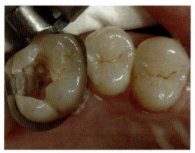
マトリックス装着により窩洞は単純化

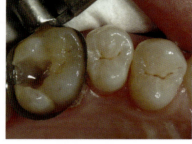
接着操作後のフロアブルレジンコーティング

## STEP 6　積層充塡

大規模窩洞への積層充塡は照射光の到達を意識して分割して行う。辺縁隆線部の連続性を確認して隣接面部を優先して最終形態まで充塡。咬合面の各裂溝・咬頭頂部から移行的に形態付与し、形成された裂溝最深部には色調調整剤を塗布して重合硬化。小窩裂溝位置の再現と同時に、各咬頭内斜面相当部の最終層としてエナメルシェードレジンを築盛充塡。十分な光照射の後、咬合接触点の確認・咬合調整を行う。

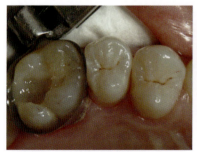
フロアブルレジンによる積層充塡

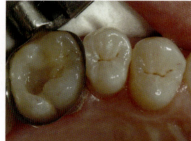
遠心辺縁隆線部の充塡完了

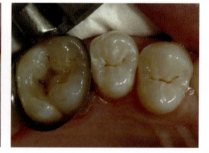
デンティンシェードレジンの充塡

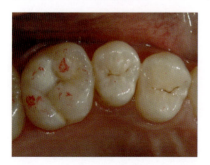
エナメルシェードレジンの充塡完了・咬合調整

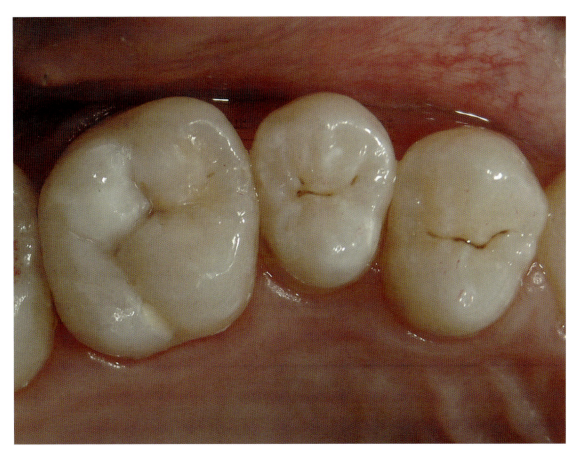

術後。遠心部の辺縁隆線を隣在歯と一致させることが重要である。コンタクトポイントの位置と強さを確認し、食片圧入を防止する必要がある。窩洞形成終了時点での歯間離開距離を最小限とし、また使用する隔壁用のマトリックスは「光透過性」よりも「薄さ」を優先してメタルタイプを選択。一般に透明のプラスチックマトリックスは厚さ約 50 μm、メタルマトリックスは厚さ約 30 μm で、隣接面部の歯間離開距離を最小限に設定して適切な隣接面接触点を再構築するためには、メタルタイプの選択が有利である。

# CASE 3
## メタルフリー修復 3

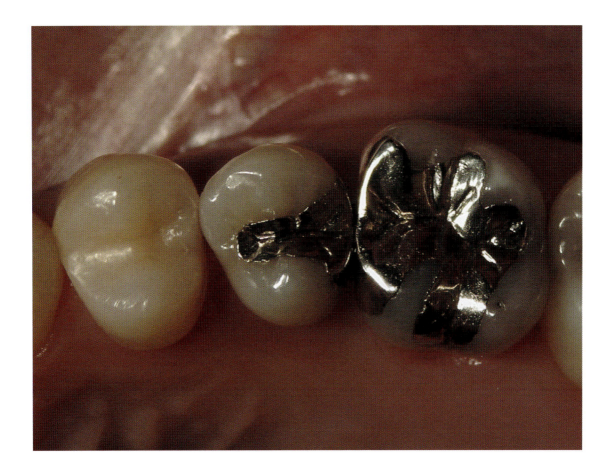

日々の診療の中で、一向に減少しない臼歯部隣接面齲蝕に対する2級修復。新たに発見された齲蝕の場合には、感染歯質の範囲を把握した上で、修復方法をイメージした窩洞形成が可能である。コンポジットレジン修復を前提とした場合には、様々な種類の隔壁を有効に適応するための窩洞外形を術者自身が設定し、解剖学的形態の再現に有利な部位は遊離エナメル質であっても温存する。多種多様な状況に使用可能な修復補助器具の開発によって、ほぼすべての原発性齲蝕はコンポジットレジン修復の適応症となった。一方、メタルインレー修復後の再発性齲蝕の場合には、インレー除去後の歯冠部形態は多くの解剖学的指標が失われている。このため、コンポジットレジンでの直接修復を計画した場合には、様々な修復補助器具を使用しても天然歯冠形態を再現するのは容易ではない。特に臼歯隣接面の頬舌側隅角部が大きく失われている場合には、既製隔壁による歯冠形態回復には限界があり、術者の意図的な隔壁操作が必要となる。コンポジットレジンでの直接修復を断念した場合には、間接法適応を検討する事になるが、レジンセメントを使用したコンポジットレジンインレー修復・ポーセレンインレー修復には歯質接着性に関する不安定要素が残る。

## STEP 1　窩洞形成

窩洞形成に際しては、修復操作での隔壁設置を意識して窩洞外形の設定を行う。メタルインレー修復の窩洞形成によって、5̅6̅ 間の隣接面形態は完全に失われており、コンポジットレジン直接修復での歯冠形態回復は1歯ずつ順に完成させていく必要がある。4̅ の遠心部隣接面齲蝕は小規模であり、健全歯質を最大限温存した窩洞形成により、コンポジットレジンによって回復すべき隣接面形態は平面的かつ最小限で隔壁設置は極めて容易である。

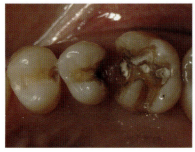
メタルインレー除去後

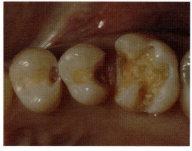
感染象牙質除去・窩洞形成終了

## STEP 2　隔壁設置

接着操作に先行して、充塡する窩洞の形態に合わせた隔壁の選択が必要となる。4̅ のOD窩洞にはトッフルマイヤー型のマトリックスシステム、6̅ のMO窩洞には、3次元的豊隆をあらかじめ付与された3Dメタルマトリックスを使用して隣接面形態を回復する。この際 6̅ においては、マトリックスを歯肉側窩縁に緊密に適合させるために適切なサイズのウッドウェッジを調整して使用する。また近心隅角部を理想的な形態に再構築するため、手指によるマトリックスの微調整で再現した隣接面形態を、充塡時に維持可能にするためのフロアブルレジンによる暫間固定を行うことも可能である。

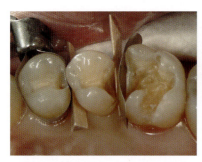
2種類の隔壁を窩洞形態に合わせて設置

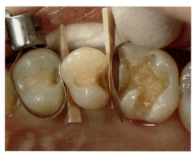
3Dメタルマトリックスの形態を微調整

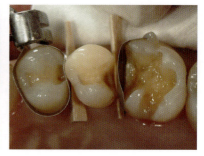
フロアブルレジンによるマトリックスの固定

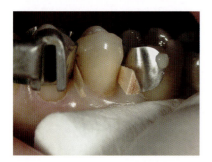
歯肉側窩縁へのマトリックス適合を確認

# STEP 3　接着操作・積層充填 1

隔壁の設置により窩洞内部は周囲組織と隔離され、ウッドウェッジによってマトリックスが歯質に圧接固定されることで、血液・滲出液の窩洞内流入を防止することが可能である。接着操作では、窩洞全体が形成時に切削されているため、エナメル質への選択的なエッチング処理を行う必要はない。エナメル質・象牙質に対して、一括でセルフエッチングタイプの歯質接着材を使用して接着操作を完了した。

臼歯部2級修復の接着操作における注意事項は、隔壁設置によって形成されるマトリックスと歯質との間の歯肉側窩縁付近の狭小空間への対応である。同部位には接着操作時のボンディング材が液溜まりを形成する可能性が高く、適切なエアーブローによってボンディング層を均一な厚さにする事が重要である。また、咬合面側からの光照射に際しても、照射器先端部からの距離が大きく照射光の到達が困難であるため、照射時間の延長などの対応を必要とする場合もある。同時に3Dマトリックスを暫間固定するためのフロアブルレジンに対する接着操作と光照射とを終了する。

歯頸部からの立ち上がり部・接触点部を構築するため、固定されたメタルマトリックス内にフロアブルレジンを注入して光照射を行う。この部位に対しては、充填後の形態修正・研磨操作が非常に困難なことから、フロアブルレジン注入時の気泡混入に細心の注意を払う必要がある。6 では、試適・固定した3Dメタルマトリックスの位置・形態そのままにコンポジットレジンを充填する事が重要となるため、充填圧によるマトリックスの変形を回避するためにフロアブルレジンを少量ずつ繰り返し注入して積層充填・重合硬化させる。隣接面部・辺縁隆線部の形態回復が完了した時点で、咬合面部の充填操作に移行する。象牙質相当部へのデンティンシェードレジン、エナメル質相当部へのエナメルシェードレジンの充填操作により、46 部の形態回復を完了する。

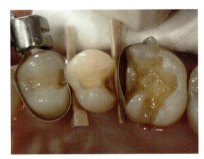
接着操作

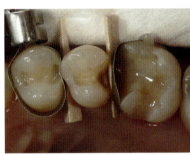
フロアブルレジンによる積層充填第1層目

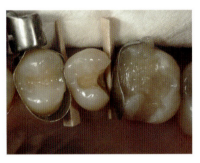
デンティンシェードレジンの充填

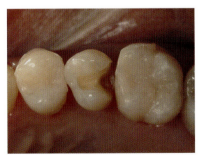
エナメルシェードレジンの充填

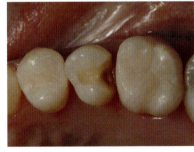
隣接面部の形態修正・研磨操作を完了

# STEP 4　積層充塡2・形態修正

|4 6 の形態回復と隣接面部分の仕上げ研磨操作とを完了した時点で、充塡操作の第2段階として|5 遠心部の形態回復に着手する。|5 遠心部の隣接面窩洞における歯間離開距離は約1.0 mmで、遠心歯頸部からの平面的な隔壁設置では理想的な接触点形態を再現することは不可能である。よって歯頸部からの自然な豊隆を再現するために3Dマトリックスの使用が必須であり、併せて歯肉側窩縁部の適合性向上のためのウッドウェッジ、3Dマトリックス保持のためのリング型リテーナーの使用が推奨される。使用される3Dメタルマトリックスは厚さ約30μmで、適正な歯間離開距離の構築を阻害するものではない。また、専用のフォーセップスを使用して装着されるリング型リテーナーには歯間離開作用があり、歯根膜の厚さの範囲で歯牙を一時的に側方に移動してメタルマトリックスの厚さを補償する効果もある。様々な工夫がなされたマトリックスシステムを窩洞形態に合わせて有効に活用する事で、難易度の高い臼歯部2級修復を効率よく攻略することも可能となっている。

隣接面部は3Dメタルマトリックスを挿入してフロアブルレジンを充塡し接触点の製作を行っており、両歯の接触面はすでに滑沢で未重合層の残留も最小限である。しかし歯肉側辺縁部の残存歯質との移行性の確保は極めて重要であり、隣接面研磨用プラスチックストリップスの中粒研磨用から微粒・超微粒研磨用へと段階的に仕上げ研磨を行う。この際、緊密に構築された接触点部を研磨操作によって消失しないよう、研磨用ストリップスの挿入は頬側または口蓋側の歯肉側から行い、接触点部の研磨器具通過を回避する。

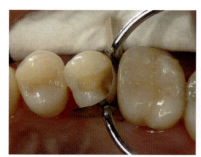

|5 隔壁設置

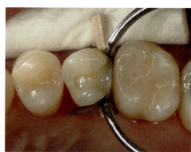

接着操作・フロアブルレジン充塡

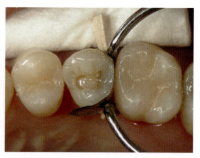

隣接面部分の充塡完了

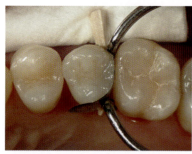

エナメルシェードレジン充塡

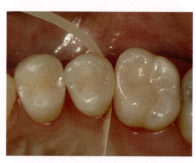

歯肉側窩縁の移行部研磨操作

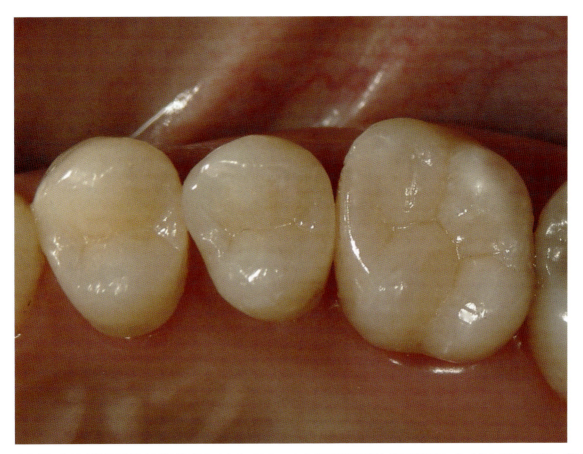

臼歯部における隣接面窩洞の齲蝕治療とメタルインレーからの審美性回復とを同時に行ったメタルフリー修復。窩洞形態により3タイプの隔壁設置方法を駆使し、適切な歯間分離により緊密な接触関係を獲得した。理想的な接触点位置と歯間離開距離との回復には、既製のマトリックス器材を口腔内で適宜調整して臨機応変に活用する。様々な臨床状況でのノウハウ蓄積により、適切な修復補助器具選択に最短で到達する修復システムの整理を心がける。

模型による実践例

# CASE 3

## メタルフリー修復（原発性齲蝕）

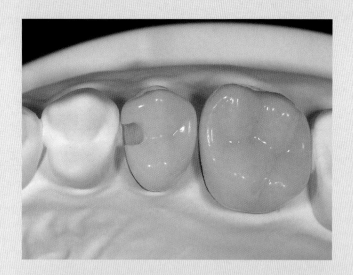

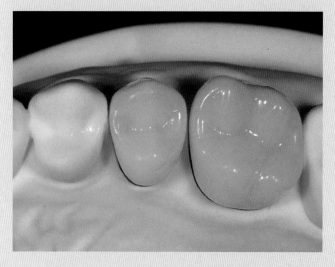

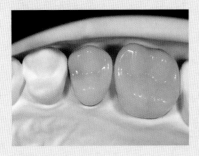
術前

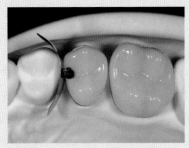
窩洞形成時の隣在歯保護

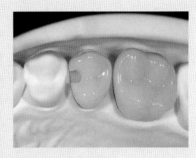
隅角を温存した窩洞形成

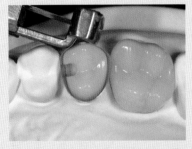
トッフルマイヤー型のマトリックスバンド試適

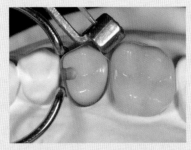
リング型リテーナーでの歯間離開

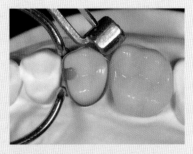
窩洞底部へのフロアブルレジン塗布

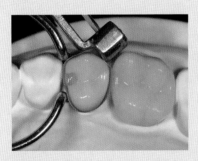
積層充填2層目（デンティンシェードレジン）

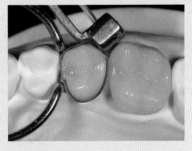
積層充填3層目（エナメルシェードレジン）

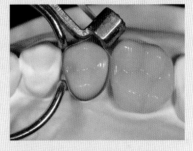
充填器を使用して辺縁隆線部の形態付与

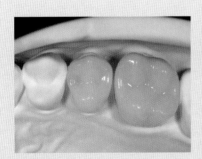
充填操作終了

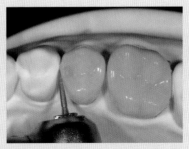
窩洞辺縁部での歯質への移行性を修正

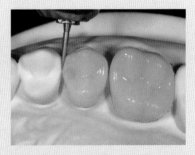
窩洞辺縁部における歯質への移行性を修正
**EXTRA FINE DIA BUR（MANI）TC-41EF**

模型による実践例

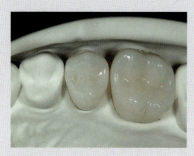
咬合面の形態修正終了

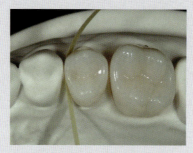
歯肉側窩縁での歯質への移行性を修正

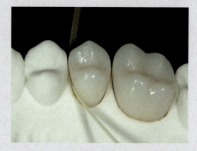
隣接面部の接触点温存に配慮した研磨操作

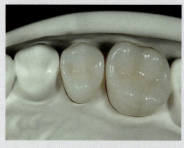
術後

模型による実践例

# CASE 3

## メタルフリー修復（続発性齲蝕）

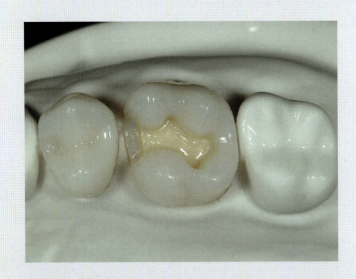

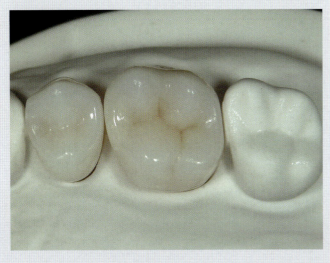

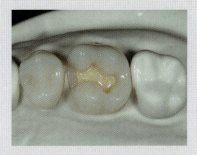
術前

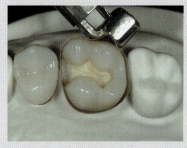
トッフルマイヤー型のマトリックスバンド試適

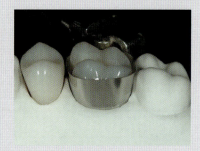
隣接面接触点の再現が困難な離開距離

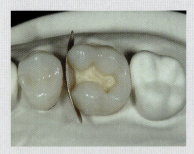
3D メタルマトリックスへの変更

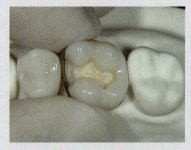
手指によるマトリックスの微調整

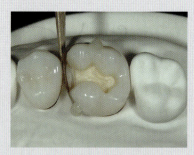
マトリックスの隣接面形態を維持固定

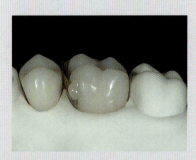
隣接面の理想的豊隆形態を再現

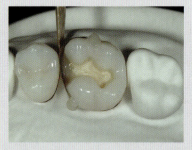
隣接面部：窩底へのフロアブルレジン塗布

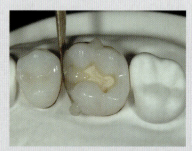
隣接面部：積層充填

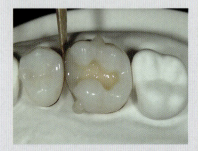
咬合面部：積層充填
（デンティンシェードフロアブルレジン）

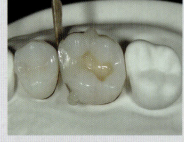
隣接面部：積層充填
（エナメルシェードレジン）

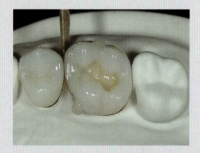
充填器を使用して辺縁隆線部の形態付与

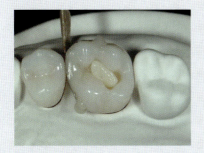
咬合面部：積層充塡
（デンティンシェードレジン）

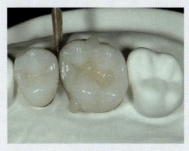
エナメルシェードレジン充塡スペースの確保
（厚さ：約1.0mm）

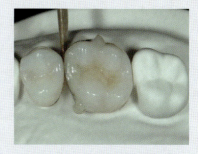
充塡器を使用して小窩裂溝部詳細を再現

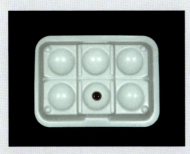
裂溝部キャラクタライズに色調調整材を使用

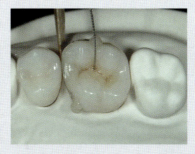
色調調整材の塗布には#20リーマーを使用

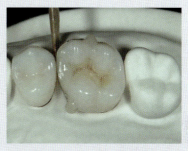
咬合面部：デンティン層の充塡完了

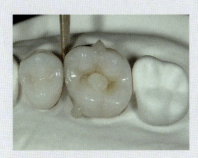
近心口蓋側咬頭を構築
（エナメルシェードレジン）

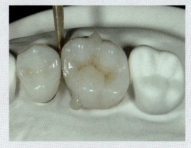
残存歯面との移行性を意識
裂溝部の色調調整材を透過させる傾斜充塡

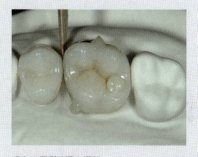
遠心口蓋側咬頭を構築
（エナメルシェードレジン）

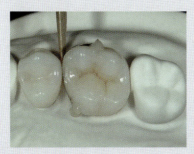
残存歯面との移行性を意識
裂溝部の色調調整材を透過させる傾斜充塡

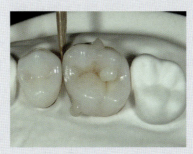
遠心頬側咬頭を構築
（エナメルシェードレジン）

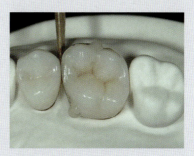
残存歯面との移行性を意識
裂溝部の色調調整材を透過させる傾斜充塡

模型による実践例

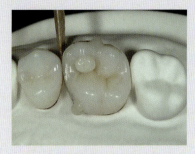
近心頬側咬頭を構築
（エナメルシェードレジン）

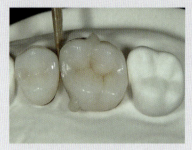
残存歯面との移行性を意識
裂溝部の色調調整材を透過させる傾斜充塡

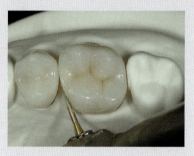
窩洞辺縁部における歯質への移行性を修正
**EXTRA FINE DIA BUR（MANI）TC-41EF**

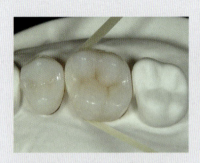
歯肉側窩縁での歯質への移行性を修正
（研磨用ストリップス）

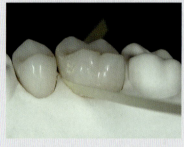
隣接面部の接触点温存に配慮した研磨操作

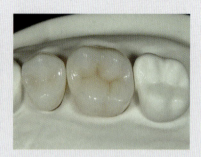
術後

# CASE 4
## 破折歯への修復

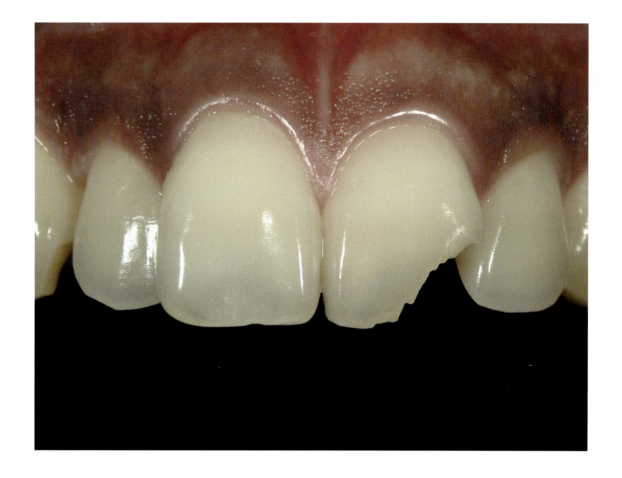

前歯部の外傷・打撲による歯科医院受診は若年者を中心として一定頻度で発生し、その背景には交通事故・転倒・スポーツなどがある。歯の外傷では迅速かつ適切な対応によって良好な治療結果が得られることが多いため、歯科医師は何時でも対応可能な準備をしておく必要がある。すなわち、受傷した患者が来院した場合には、直ちに診察・検査・診断し、外傷の程度と自身の治療オプション・経験とに基づいて、治療または専門機関への紹介など適切な対応を行う責任がある。歯科医院での修復処置が選択された場合には、前歯部の機能的・審美的な障害を即日に一定レベルまで回復して患者の精神的ダメージを軽減することも重要な責務である。日本外傷歯学会では「歯の外傷治療ガイドライン」において、歯冠部歯質の破折時の初期対応としてコンポジットレジン修復を積極的に推奨している。露髄の有無により、暫間的な間接覆髄の必要性や予後確認の期間を考慮し、接着修復による歯冠形態の回復を第一選択としている。対象となる患者の年齢層は圧倒的に若年者が多く、補綴治療による期間限定の高審美性よりも、長期的に残存歯冠部歯質を生かした自然感の高いコンポジットレジン修復の方が、患者にとって受け入れやすい選択肢となっていると考える。しかし、この患者の期待に応えるためには、接着歯学や歯冠部解剖学などへの理解に基づく修復技術の習得が必須である。

# STEP 1　仮充塡・修復前準備

外力による歯冠部歯質の部分破折の場合、破折片の回収が可能な場合には、レジンセメントによる破折片接着が最も簡単な形態回復方法である。歯冠部概形の回復後、破折線周辺の審美性向上を目指して破折線上の歯質を一層削除してエナメルシェードレジンを充塡する。これによって、残存歯質部と破折片部との境界は判別困難となり高い審美性回復が可能となる。一方で破折片の回収が困難であった場合には、直接法コンポジットレジン修復による歯冠形態回復が残存歯質を無切削で温存する唯一の手段となる。しかし外傷による歯冠部破折は突発的に発生し、歯科医院での通常診療の合間に突如として対応を求められる事になる。複数シェードのコンポジットレジンを使用した3次元的な積層充塡法による解剖学的形態の回復には十分な修復処置時間を確保する必要があり、受傷当日の対応は迅速な残存歯質保護と必要最低限の審美性回復にとどめる事となる。

初回診療時の緊急対応としては、破折面への接着操作・フロアブルレジンによる象牙質露出部分の保護を最優先とし、歯冠形態の最終回復は次回診療時に行う。破折部の象牙質露出部分への接着操作では、被着面に回転切削時に形成されるスミヤー層が存在しないため、表層象牙質への過脱灰を防止する配慮から、酸性度が比較的マイルドなワンステップタイプ接着材を使用した。接着操作完了後、厚さ1mm以内のフロアブルレジンにより象牙質をコーティング。この薄層のフロアブルレジンに対する光照射では、透過光がボンディング層に到達することでワンステップタイプ接着材の歯質接着性をさらに向上させる効果を持つ。仮充塡に使用されるコンポジットレジンと象牙質コーティングレジンとの間には分離剤を塗布し、次回診療時の撤去を前提とした。

仮充塡の期間には、咬合状態や歯冠形態の左右対称性などを患者自身が試用確認を行う。問題がなければ、この状態をシリコーン印象材（パテタイプ）によって記録し、積層充塡による審美性回復のガイドとして使用する。ガイド作成は通常、口蓋側からの印象採得によって行い、積層充塡時の口蓋側第1層目のコンポジットレジン形態を仮充塡時と同様に再現することが可能となる。

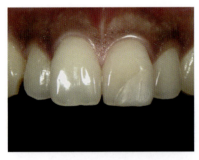

仮充塡により審美障害を一定レベルまで即時回復

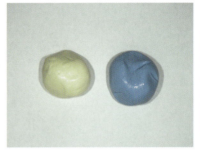

シリコーン印象材（パテタイプ）の準備

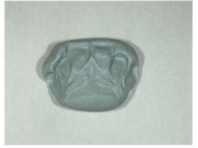

シリコーンガイドの作成

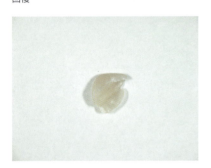

撤去された仮充塡用のコンポジットレジン

# STEP 2　接着操作

受傷・仮充填から一定期間経過した2回目診療時は、再度自発痛・打診痛の有無を確認の上、仮充填したコンポジットレジンを撤去。分離材の効果によって象牙質コーティング面と仮充填用レジンとは容易に剥離が可能である。さらに唇側、口蓋側のエナメル質辺縁部に約5.0mm幅のストレートベベル形成をスーパーファインのダイヤモンドポイントを使用して行い、レジンコーティング面も一層削除して新鮮面を露出させる。レジンコーティング面とエナメル質とにエッチング処理を行い、さらにコーティング面へのシランカップリング処理を行う。被着面への前処理を終了したところで、セルフエッチングタイプ接着材にて接着操作を完了。

試適したシリコーンガイド上で破折線の目安を明示し、接着操作後の口蓋側歯面に圧接するコンポジットレジンの必要量を把握する。残存歯面の口蓋側部に圧接・接着させるため、破折線を超えたコンポジットレジンの準備が必要である。

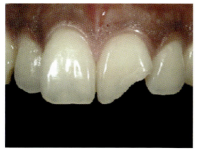

広めのストレートベベルにて窩縁斜面付与

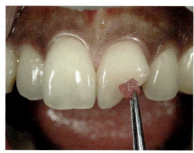

修復部位周辺のエナメル質をエッチング処理

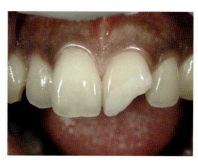

水洗・乾燥

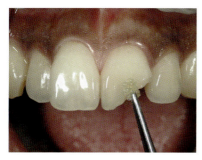

セルフエッチングタイプ接着材による接着操作

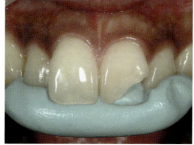

シリコーンガイドの試適と充填部位の確認

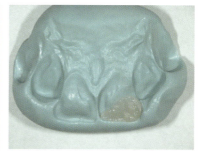

充填部位を想定したコンポジットレジンの填入

# STEP 3　積層充塡・形態修正・研磨操作

シリコーンガイド上に準備したエナメルシェードレジンを口蓋側より圧接。唇側からの光照射により重合硬化させた後、シリコーンガイドを撤去して口蓋側からも十分な光照射を行う。隣接面部には3D透明マトリックスを挿入し、エナメルシェードレジンを充塡して接触点の再構築を行う。口蓋側から遠心隣接面接触点部にかけてのエナメル質相当部の充塡操作終了後、圧接したレジンと残存歯質との境界部狭小空間にフロアブルレジンを注入して光照射を行う。破折面の形態により充塡器によるペーストタイプのコンポジットレジン充塡が困難な場合には、フロアブルレジンの流動性を生かした充塡操作を適宜活用し、気泡混入に配慮した緊密な充塡操作を遂行する。

さらに回復する歯冠部形態の内部構造として、象牙質相当部へのデンティンシェードレジンを充塡。この層の厚さを確保して光透過性を低めにコントロールし、最終的な修復部の色調（明度）を残存歯冠部と同等に再現する。この際マメロン形態など象牙質の解剖学的細部再現性を意識し、また必要に応じて色調調整材を使用してエナメルシェードレジンの築盛前に天然歯様のキャラクタライズを行う。さらに最終層としてのエナメルシェードレジンを築盛して歯冠部形態を完成。残存歯面との遠心唇面隆線の連続性と、1|との遠心切縁隅角の左右対称性を意識し、充塡終了後の形態修正・研磨操作を考慮して最終形態の105%程度のボリュームで築盛を完了。

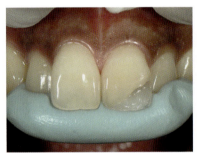
口蓋側の積層基盤・隣接面接触点を完成

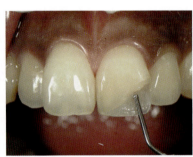
狭小部へのフロアブルレジン充塡

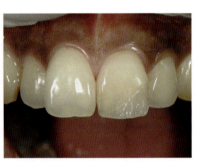
デンティンシェードレジンの充塡

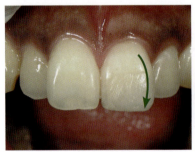
エナメルシェードレジンの充塡

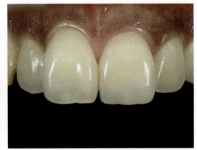
隣接面部の形態修正・研磨操作を完了

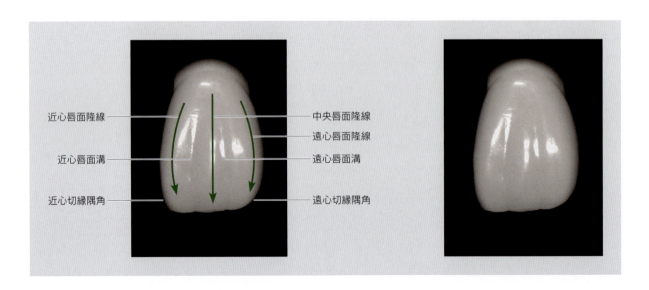

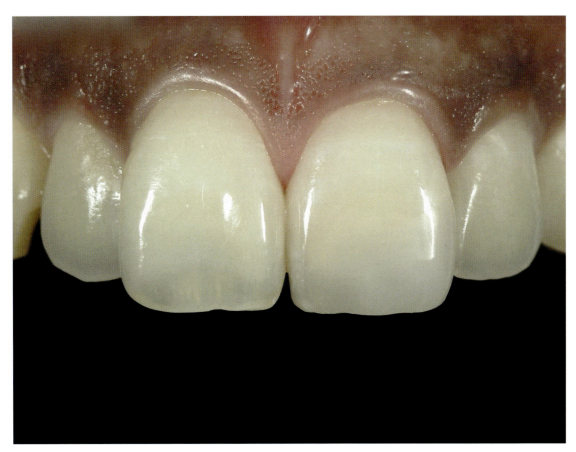

反対側同名歯の歯冠形態が温存されている場合には、切縁傾斜・切縁隅角・唇面隆線・唇面溝の左右対称性を一点ずつ確認して順番に形態修正し、段階的に歯冠形態を再現していくことが重要である。コンポジットレジン研磨用のダイヤモンドポイントやダイヤモンド粒子を含んだシリコンポイントを使用し、この段階での表面性状に一切の微小陥凹が存在しない状況を作り上げる。さらに最終段階の艶出し研磨には仕上げ研磨用シリコンポイントや、艶出し研磨用ペースト・専用バフを使用し、エナメル質表層との移行的な光沢を獲得する。

模型による実践例

# CASE 4

## 破折歯への修復

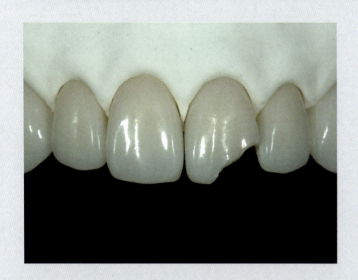

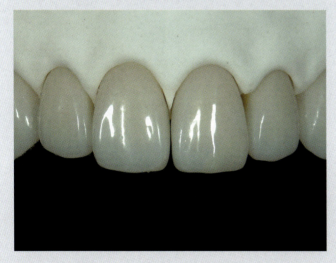

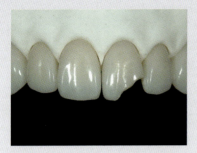
術前

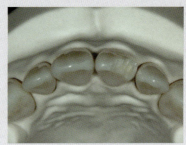
術前

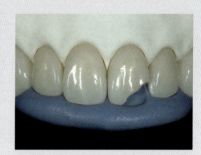
シリコーンガイドの試適

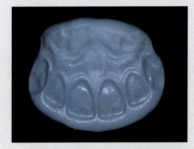
シリコーンガイド上への破折線の転記

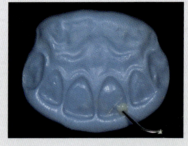
シリコーンガイド上へのフロアブルレジン注入

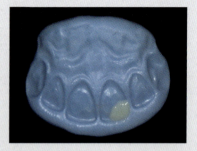
転記した破折線をやや超える位置まで填入

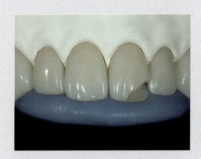
接着操作後に口蓋側よりガイド上のレジン圧接

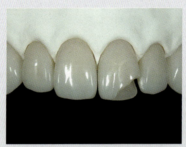
光照射後の口蓋側第1層目の積層基盤

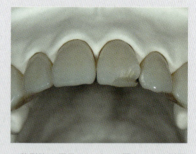
口蓋側第1層目のレジンは厚さ1mm以下

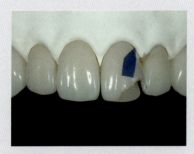
全湾曲タイプの3Dマトリックスの試適

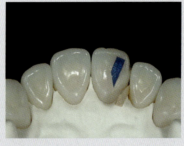
くさび挿入によるマトリックスの圧接

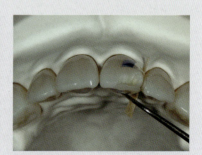
歯頸部から接触点を結ぶ湾曲を確認

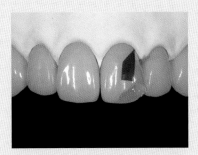
マトリックス内へのフロアブルレジン注入

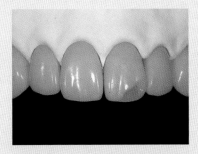
隣接面接触点から切縁隅角までの形態を再現

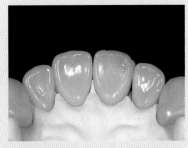
口蓋側の積層基盤と移行的な隣接面部レジン

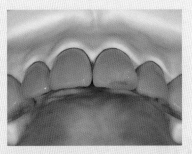
マトリックスの湾曲を活かして接触点を構築

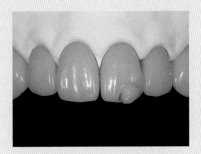
デンティンシェードレジンの準備

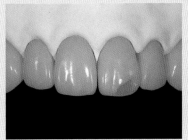
象牙質の解剖学的内部形態の再現

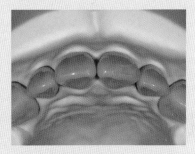
象牙質の立体的な内部構造（マメロン形態）

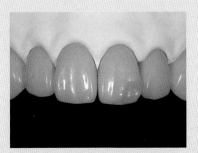
エナメルシェードレジンの準備

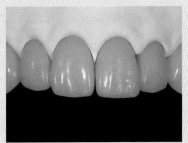
エナメル質の最終形態付与を完了

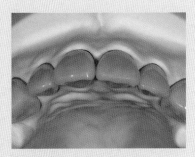
隣在歯切縁との左右対称性を確認

模型による実践例

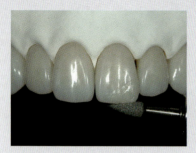
切縁傾斜の調整

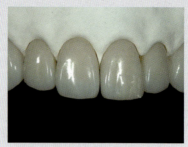
隣在歯との切縁傾斜の左右対称性を確認

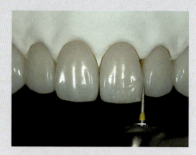
遠心切縁隅角の形態付与

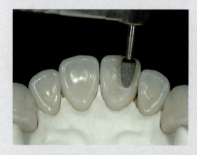
舌側面の陥凹形態の付与

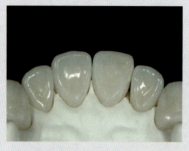
残存歯面との移行的な舌側面形態

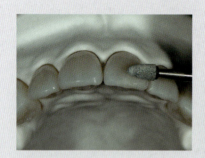
残存歯面との移行的な唇面形態に修正

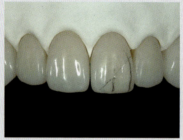
唇面隆線の位置を明示

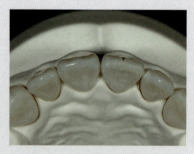
遠心唇面隆線の左右対称性を確認

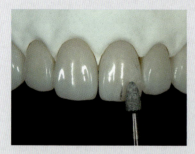
遠心唇面溝の形成

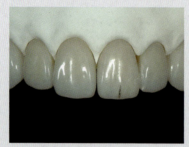
中央唇面隆線の形態を確認

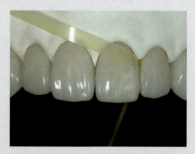
隣接面歯頸部の仕上げ研磨

70　模型による実践例

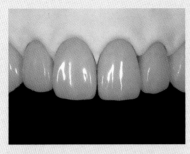 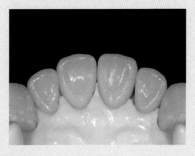 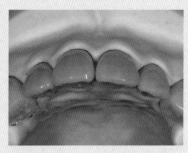

仕上げ研磨用シリコンポイントでの最終研磨　術後　術後

# CASE 5

## 離開歯列への修復

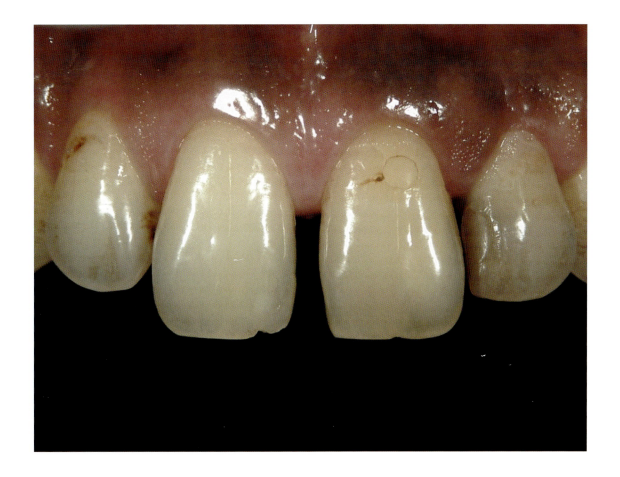

離開歯列に対するコンプレックスを長期間にわたり持ち続けている患者は意外に多い。DRC.HAMAMATSU の 2015 年調査では、約 7％（72 人/1000 人）の患者に前歯部歯列の歯間離開が存在する事がわかった。矯正・補綴処置によって既に歯間離開を解消した患者も含めれば、実際の発生率はさらに大きくなると考える。臼歯部の咬合状態に異常が無い場合には、歯列弓全体に対する歯冠幅径総和の不足が、歯間部の空隙発生の原因であると考えられる。顎骨成長と永久歯萌出が完了した段階で、離開歯列に対する治療オプションを歯科医師に求めた場合、従来は矯正治療・ポーセレンラミネートベニア修復・補綴処置の説明を受けることになる。しかし、様々な理由からその選択肢を受け入れることができない患者も多いことが推測できる。多くは矯正治療の時間的・経済的・心理的な負担に抵抗を感じ、またはポーセレンラミネートベニア修復や補綴処置の健全歯質喪失に抵抗を感じるのであろう。そうした患者に対しての最も抵抗が少ない治療オプションは、一切の健全歯質喪失を伴わないコンポジットレジン修復による離開部への直接修復処置である。

# STEP 1　仮充塡・修復前準備

上顎前歯正中部の歯間離開による審美障害に対してコンポジットレジンによる口腔内での仮充塡で術後イメージを説明。接着材を使用せずにコンポジットレジンを充塡・形態付与して光照射により仮硬化。歯冠幅径の改善を疑似再現された歯冠形態について、患者自身が感触を確認。咬合状態の精密な確認を目的に作業用模型上でのワックスアップを行い、口蓋側面から切縁部にかけての形態を慎重に検討。シリコーンガイド作成を意識して、ワックスアップによる細部再現性を十分に高めておく。

シリコーンガイド作成にあたり、使用する印象材にはコンポジットレジンの歯牙への圧接に耐え得る変形耐性が求められる。印象採得の範囲は患歯の両側 2〜3 歯とし、シリコーンガイドとしての位置安定性を十分に確保する。模型上で作成したガイドは口腔内で試適し、歯列との適合性を確認。接触点構築を必要とする複数歯修復症例では、シリコーンガイド上でのコンポジットレジン充塡時にそれぞれの歯牙が独立状態を保てるよう、事前にシリコーンガイドに切り込みを入れ透明マトリックスを挿入した状態で使用することも可能である。実際の隣接面接触形態の立体的な再現には 3D 透明マトリックスを使用して点状・緊密な接触点回復を目指すため、両側から充塡されたコンポジットレジン同士のガイド上での直接接触を回避する。

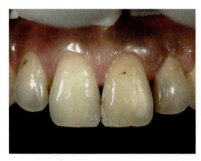 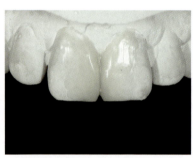 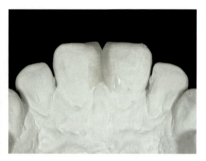

仮充塡による口腔内イメージの患者確認　　修復を再現した診断用ワックスアップの唇側面観　　ガイド作成を意識したワックスアップの口蓋側面

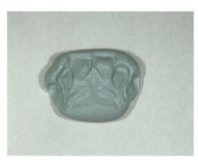 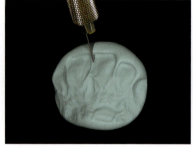 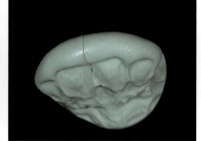

口蓋側面・切縁形態の精密な記録を確認　　シリコーンガイド正中部への切り込み　　正中部への透明マトリックス挿入

# STEP 2　接着操作・積層充填

1|1 の歯冠部歯質の近心側 1/3 程度の面積を接着対象と想定し、同部位へのエッチング処理後に接着操作を行う。離開歯列修復症例でのコンポジットレジンの接着対象は健全エナメル質が大部分を占める場合が多く、セルフエッチングタイプ接着材での処理に先立って、エナメル質への選択的なエッチング処理を行うことでより高い接着強さを獲得する事が可能となる。接着操作完了後、シリコーンガイド上に準備したエナメルシェードレジンを口蓋側より圧接。唇側からの光照射の後、シリコーンガイドを撤去し、さらに口蓋側からも十分な光照射を行う。1|1 の隣接面部には透明プラスチック製のマトリックスを挿入し、両側から充填されたエナメルシェードレジンの一体化を防止する。

1|1 口蓋側エナメル質部分の充填終了後、歯頸部からの立ち上がりと接触点部を構築するため、3 次元的豊隆が付与された 3D 透明マトリックスを歯肉溝に挿入して保持する。保持された 3D 透明マトリックス内にフロアブルレジンを注入して光照射。この部位に対しては、充填後の形態修正・研磨操作が非常に困難な事から、フロアブルレジン注入時の気泡混入に細心の注意を払う必要がある。試適・保持したマトリックスの位置・形態そのままにコンポジットレジンを充填する事が重要となるため、充填圧によるマトリックスの変形を回避するために流動性の高いフロアブルレジンを注入して重合・硬化させる点がポイントとなる。最終の隣接面接触を平面的な透明マトリックスを使用して構築し、最終層としてのエナメルシェードレジンを充填して歯冠部形態を完成。続いて周囲歯牙の旧コンポジットレジン修復を除去・再修復して前歯部全体としての形態的・色調的な調和を確認した。

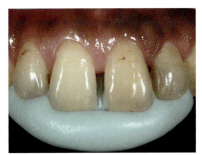
シリコーンガイドの試適

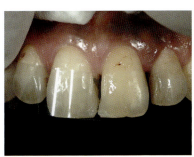
隣接面部の接合を回避して口蓋側部レジンを圧接

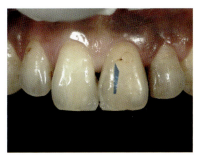
3Dマトリックスの試適とフロアブルレジン注入

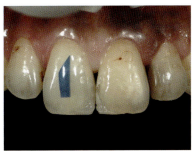
3Dマトリックスによる歯頸部カントゥアの再現

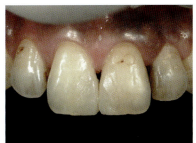
口蓋側・歯頸側の充填完了

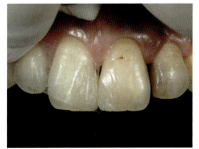
隣接面接触点の再構築

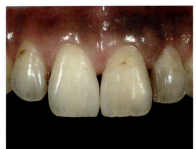
離開部の充填操作完了・一次形態修正

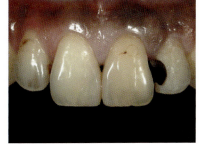
|2　旧修復材料の除去

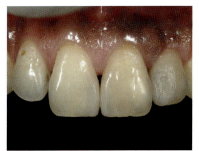
周囲窩洞への色調適合性の修正

# STEP 3　形態修正・研磨操作・維持管理

唇側面の豊隆と陥凹のバランスを修正し、辺縁隆線や切縁部の解剖学的特徴を再現。コンポジットレジン研磨用のダイヤモンドポイントやダイヤモンド粒子を含んだシリコンポイントを使用して形態修正・荒研磨し、この段階でコンポジットレジン充塡部位の均一な表面性状を段階的に獲得。さらに最終段階の艶出し研磨には、仕上げ研磨用シリコンポイント・艶出し研磨用ペースト・専用バフを駆使し、エナメル質表層との移行的な光沢を獲得する。隣接面部は充塡時に3D透明マトリックスの表面性状を生かした充塡操作を行っており、両側からの充塡部接触面はすでに滑沢で未重合層残留も最小限であると考えられる。しかしながら、歯肉側辺縁部におけるコンポジットレジンと残存歯質との移行性の確保は極めて重要であり、隣接面研磨用プラスチックストリップの中粒研磨用から微粒・超微粒研磨用へと順次仕上げ研磨を行う。

維持管理としては、定期来院時の再研磨操作やフロス使用についての患者指導を行う。また咬合接触状態の定期的確認により、接着界面への過剰な咬合負担を回避する必要がある。薄層化して歯質との移行性を高めたコンポジットレジン辺縁部は、破折・剥離の可能性を十分に患者説明した上で、再研磨・補修修復による長期的な審美性維持を約束する事も可能である。

修復3年後の定期検診時・再研磨時の口腔内写真より、喫煙による着色や経時的な薄層部剥離は、シリコンポイントによる再研磨にて審美性改善可能である。術直後とほぼ同様の表面性状に回復するために必要な再研磨時間は10分程度であり、臨床的な患者満足と予後管理における術者の負担軽減とが両立可能な修復方法である。

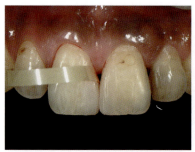

隣接面接触点下の研磨操作

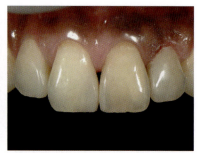

研磨操作の完了

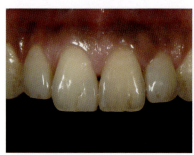

修復後3年経過

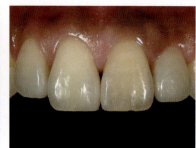

再研磨終了後

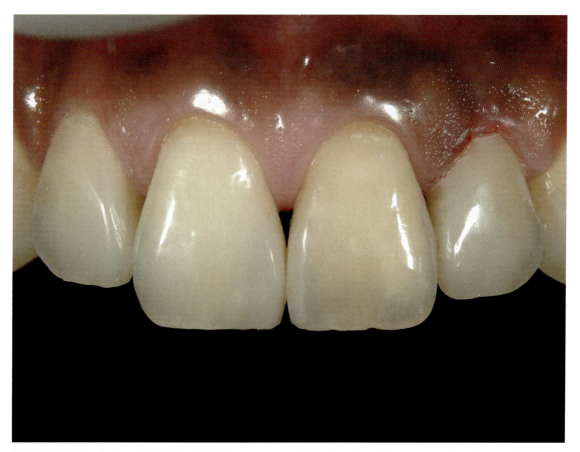

前歯部離開歯列における審美的な空隙封鎖が、すべてコンポジットレジン修復によって可能であるとは考えない。しかし、離開距離を計測して2mm以下の場合には、3Dマトリックスを応用した歯頸部から接触点までのカントゥアの修正により、審美的歯冠形態への修正が十分に可能である。2mm以上の離開距離が存在する場合には、下部鼓形空隙が大きく残存しブラックトライアングル形成の可能性が高くなるため難易度は上昇する。しかし日常臨床で度々遭遇する離開歯列患者にとって重要なのは、健全歯質への切削介入を排除した低侵襲な審美改善策の提案である場合が多い。個々の患者が持つ「審美的要求レベル」と「切削介入への抵抗感」との両者に配慮し、術者と患者との維持管理への共通理解を前提として成立する修復方法である。

模型による実践例

# CASE 5

## 歯間離開歯列への修復

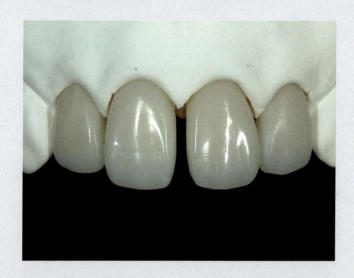

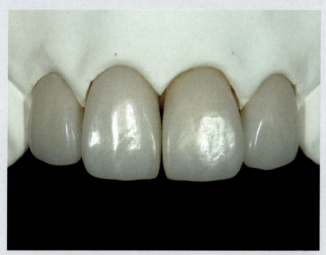

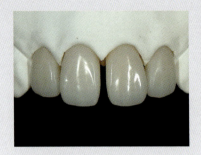
術前(正面観)

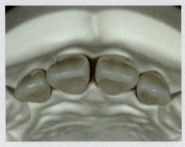
術前

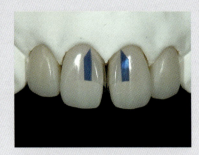
3Dマトリックスの試適

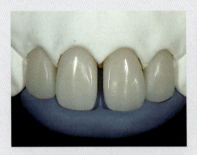
シリコーンガイドの試適

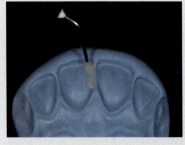
シリコーンガイド上へのフロアブルレジン注入

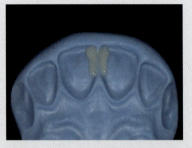
ガイド上での両側からのレジン接合を回避

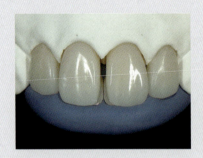
接着操作後に口蓋側よりガイド上のレジン圧接

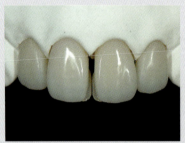
光照射後の口蓋側第1層目の積層基盤

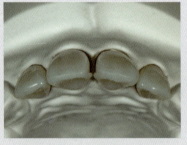
口蓋側第1層目のレジンは厚さ1mm以下

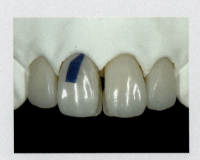
1| 全湾曲タイプの3Dマトリックスの試適

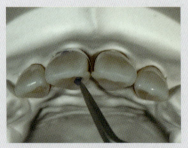
1| 歯頸部から接触点を結ぶ湾曲を確認

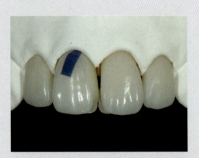
マトリックス内へのフロアブルレジン注入

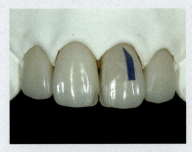

|1  歯頸部から接触点を結ぶ湾曲を確認

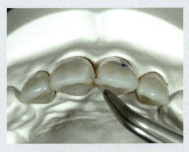

|1  全湾曲タイプの3Dマトリックスの試適

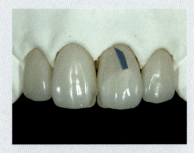

マトリックス内へのフロアブルレジン注入

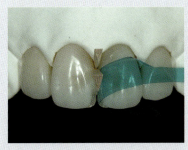

|1  接触点から切縁までの隣接面形態を確認

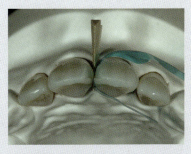

部分湾曲タイプの3Dマトリックスの試適

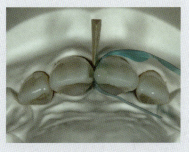

マトリックス内へのフロアブルレジン注入

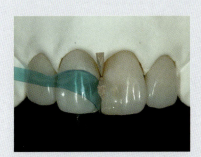

|1  接触点から切縁までの隣接面形態を確認

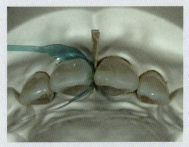

部分湾曲タイプの3Dマトリックスの試適

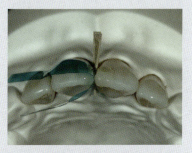

マトリックス内へのフロアブルレジン注入

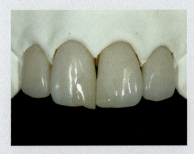

充塡終了（正面観）

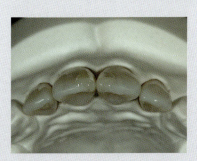

充塡終了

模型による実践例

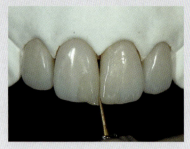
仕上げ用ダイヤモンドポイントでの形態修正

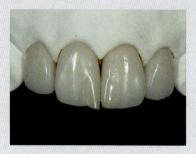
|1 切縁隅角の形態付与

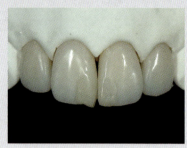
1| 切縁隅角の形態付与

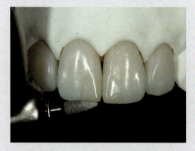
切縁傾斜の左右対称性確認

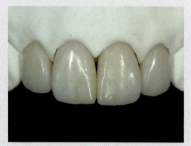
歯冠外形の修正完了

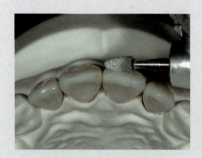
残存歯面と移行的な唇面形態に修正

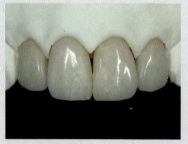
唇面形態の概形修正完了

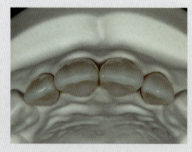
近心唇面隆線の左右対称性を確認

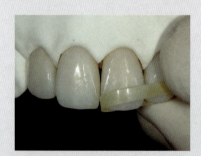
近心切縁隅角の仕上げ研磨

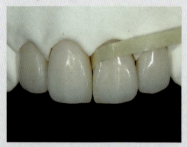
歯頸側移行部の仕上げ研磨

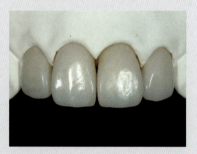
唇面の最終仕上げ研磨

# CASE 6
## ダイレクトベニア修復

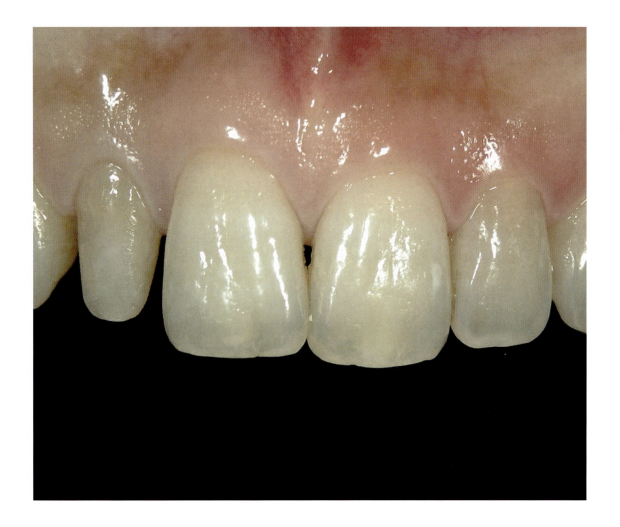

前歯部の歯冠形態異常（矮小歯・エナメル質形成不全症）・位置異常（軽度捻転・傾斜）・色調異常などの審美改善に際し、補綴治療に移行する前に検討される選択肢として、ラミネートベニア修復がある。また、矯正治療が第一選択となる症例でも、最終的な前歯部歯列調和への微調整にラミネートベニア修復が応用される場合もある。ラミネートベニア修復ではポーセレンシェルを使用した間接法が一般的であるが、高い審美性が得られる反面、健全歯質の軽度切削や間接法でのレジンセメントの接着性能に問題点は残る。そこで近年では、高い接着性能や使用するコンポジットレジンの豊富なカラーバリエーションから、ラミネートベニア修復を直接法のコンポジットレジン修復で行う機会が増加している。この際、歯冠形態異常や位置異常の症例に対して、間接法にはない高い柔軟性を持ち、歯質にコンポジットレジンを追加する方向での歯冠形態の微調整にはその適応能力が発揮される。しかし一方で、色調異常歯への対応では、無切削の状態で色調改善するためのコンポジットレジンの厚さ（1.5 mm以上）が必要となり、形態的調和を損なう可能性もあるため、適応症の判断は慎重に行う必要がある。

## STEP 1　修復前準備

旧修復材料の経時的な変色・劣化が顕著となり、再修復を計画。歯冠部の広範囲にコンポジットレジン修復が行われており、辺縁部の接着劣化による着色は再研磨での対応は困難な状況であると考えられる。コンポジットレジンによる再修復を前提に、旧修復材料の撤去前の歯冠形態をシリコーン印象材にて記録。健全歯質への切削を慎重に回避し、すべての旧コンポジットレジン修復材料を撤去すると、初期修復前の歯冠形態「矮小歯」が姿を現した。

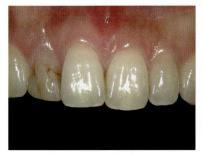
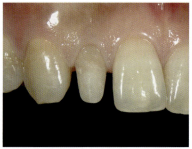

術前　　　　　　　　　　　　　旧修復材料の撤去後

## STEP 2　接着操作

旧修復材料除去後の矮小歯の歯冠形態は、歯冠全周に健全なエナメル質が残存しており、口蓋側歯質は下顎前歯部との咬合接触を維持している。唇側から両側隣接面にかけて歯冠形態を回復する必要があり、コンポジットレジン直接法によるラミネートベニア修復の最適応症である。前医での矮小歯への初期対応に健全歯質切削を伴う補綴治療が選択されなかったことは、患者にとって自然感の高い審美性を長期的に維持するために大きなメリットがあったと考える。つまり、コンポジットレジン直接法によるラミネートベニア修復では、歯肉縁下における修復物辺縁は、薄層化されたコンポジットレジンによって徐々に色調変化して極めて移行的であり審美性が高い。一方で、歯頸部でのマージン設定を必要とする間接法の補綴治療・ポーセレンラミネートベニア修復では、歯肉縁下にその境界部分を隠蔽する必要があるが、歯周組織の経時的変化には対応できずその効果は徐々に失われていく。唇側から両側隣接面にかけての健全エナメル質へのエッチング処理後、セルフエッチングタイプ接着材にて接着操作を完了した。

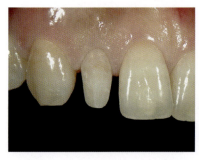
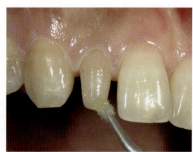

矮小歯健全エナメル質へのエッチング処理　　接着操作

# STEP 3　積層充填

術前の歯冠形態を記録したシリコーンガイドの試適後、ガイド上にエナメルシェードのフロアブルレジンを準備して口蓋側より圧接。唇側からの光照射の後、シリコーンガイドを撤去してさらに口蓋側からも十分な光照射を行う。この時点では、口蓋側に約 1.0 mm の厚さで切縁部分のみ充填し、次のステップでの 3D 透明マトリックスの切縁部位置設定の基準とする。近遠心の歯頸部からの立ち上がり部・接触点部を構築するため、あらかじめ豊隆が付与された 3D 透明マトリックスを歯肉溝に挿入して保持する。保持されたマトリックス内にフロアブルレジンを注入して光照射を行う。この部位に対しては、充填後の形態修正・研磨操作が非常に困難な事から、フロアブルレジン注入時の気泡混入に細心の注意を払う。試適・保持したマトリックスの位置・形態そのままにコンポジットレジンを充填する事が重要となるため、充填圧によるマトリックスの変形を回避するためにフロアブルレジンを注入して重合硬化させる点がポイントとなる。同部位に使用するフロアブルレジンのシェードとしては、光透過性を抑えた明度コントロールが可能な色調を選択する。

隣接面形態の完成後、デンティンシェードレジンにて象牙質の解剖学的形態を再現するための築盛・形態付与を行い光照射。この層の厚さを確保して光の透過性を低めにコントロールし、最終的な修復部の色調（明度）を周辺歯牙と同等に再現する。マメロン形態などの象牙質の解剖学的細部再現性を意識し、エナメルシェードレジンの築盛前に天然歯様のキャラクタライズを行う。最終層のエナメルシェードレジンは切縁側から歯頸側に向かって可及的に薄層化するため、その積層厚さの変化を考慮したデンティンシェードレジンの配置が重要である。

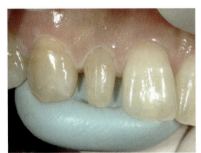
シリコーンガイドの試適

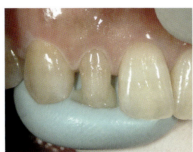
ガイド上でのフロアブルレジン圧接

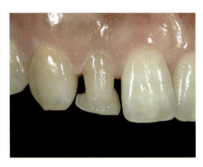
切縁形態を規定する口蓋側の積層基盤

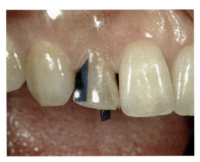
近心隣接面形態の構築

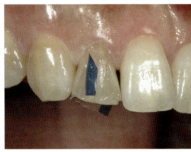
遠心隣接面形態の構築

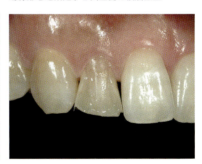
近遠心の隣接面接触点の完成

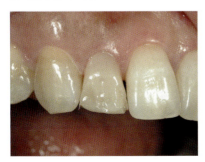
象牙質相当部へのデンティンシェードレジン充填

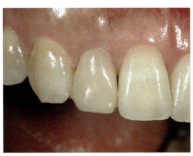
エナメル質最終層の充填完了

# STEP 4　形態修正・研磨操作

反対側同名歯が天然歯の歯冠形態として参照可能な場合には、切縁傾斜・切縁隅角・唇面隆線・唇面溝の左右対称性を一点ずつ確認して順次形態修正し、段階的に歯冠形態を再現していく。鉛筆を使用して形態修正の基準線を描記することで、形態修正用器具の可動範囲を意識してコントロールし、立体感のある歯冠形態再現のためのガイドラインとする。歯冠部の解剖学的特徴を維持し、全体として滑らかな表面性状を獲得するまで、段階的な研磨操作を丁寧に行う。最終段階の艶出し研磨には仕上げ研磨用シリコンポイントや、艶出し研磨用ペースト・専用バフを使用する。隣接面部の研磨操作には研磨用プラスチックストリップスを使用し、接触点下のコンポジットレジンと歯根との移行部を滑らかに仕上げ研磨する。

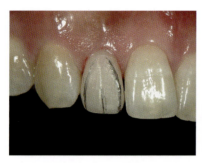
解剖学的特徴のガイドライン描記

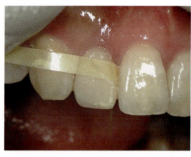
隣接面部接触点下への研磨ストリップス使用

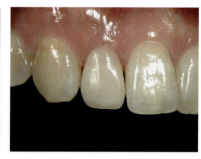
術後

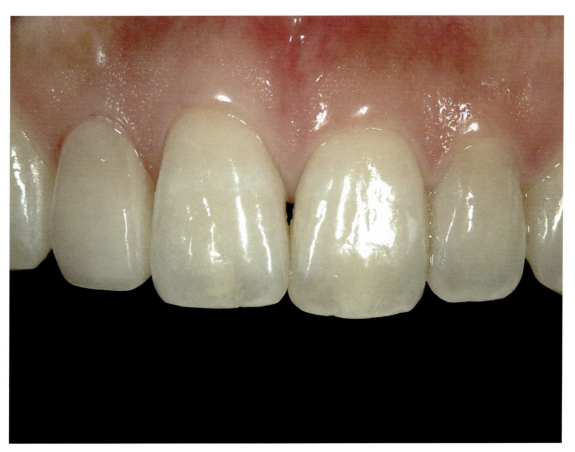

ダイレクトベニア修復の最大の特徴は、歯質とコンポジットレジンとの境界部分が唇側面に露出することなく、一塊のコンポジットレジンを広く引き延ばして唇面全体を覆うことで、単一構造のレジン層に対して効率的な研磨操作が可能なことである。歯質とコンポジットレジンとが混在する通常修復の研磨操作では、隣接する健全エナメル質に近似した研磨面形態を獲得するための研磨器材の選択は症例によって異なり、天然歯質の質感を再現する難易度は高い。しかし、ダイレクトベニア修復におけるコンポジットレジンの表面性状は、そのフィラーの特性を把握して研磨器材を選択し、段階的に表面粗さを減少させることでシステマティックに光沢感のある研磨面形態が獲得可能である。

模型による実践例

# CASE 6

## ダイレクトベニア修復

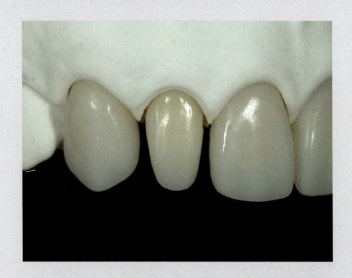

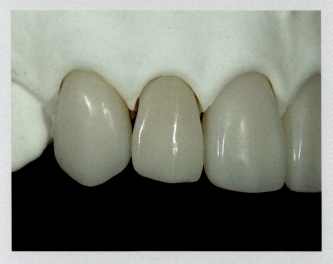

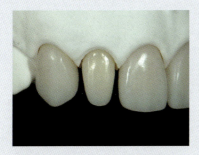
術前

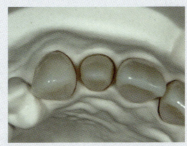
術前

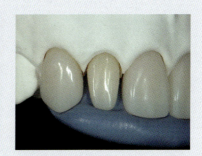
シリコーンガイドの試適

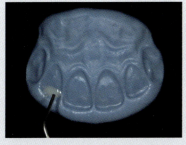
シリコーンガイド上へのフロアブルレジン注入

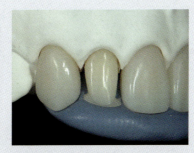
接着操作後に口蓋側よりガイド上のレジン圧接

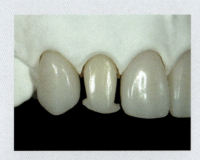
切縁部での両隣在歯との接触は回避

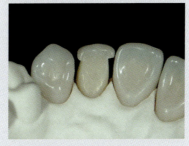
光照射後の切縁部口蓋側の積層基盤

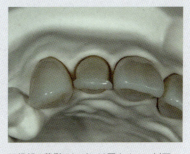
切縁部口蓋側のレジンは厚さ1mm以下

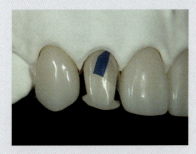
近心歯頸部から接触点を結ぶ湾曲を確認

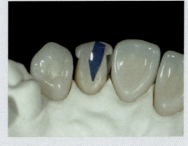
全湾曲タイプの3Dマトリックスを傾斜使用

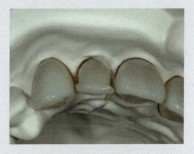
マトリックスの湾曲が隣接面形態を決定

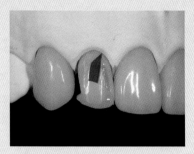
マトリックス内へのフロアブルレジン注入

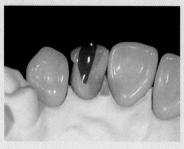
くさび挿入によるマトリックスの圧接

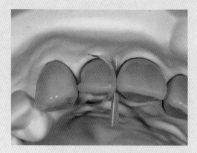
マトリックスの湾曲を活かして接触点を構築

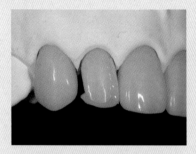
近心歯頸部から切縁までの隣接面形態を確認

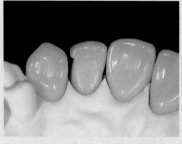
口蓋側の積層基盤と移行的な隣接面部レジン

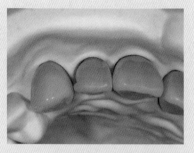
マトリックスの湾曲を活かして接触点を構築

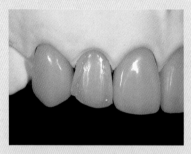
遠心歯頸部から切縁までの隣接面形態を確認

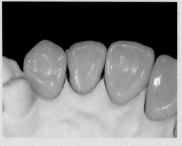
口蓋側の積層基盤と移行的な隣接面部レジン

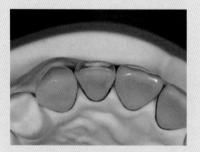
近遠心の隣接面形態を完成

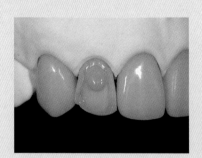
デンティンシェードレジンの準備

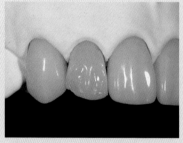
象牙質の解剖学的内部形態の再現

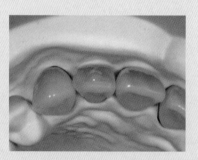
象牙質の立体的な内部構造（マメロン形態）

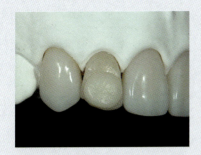
エナメルシェードレジンの準備

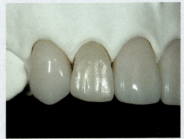
エナメル質の最終形態付与を完了

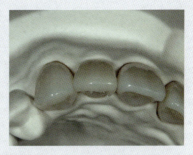
両隣在歯との切縁位置の連続性を確認

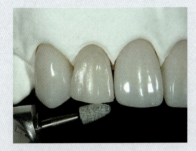
切縁傾斜の左右対称性確認

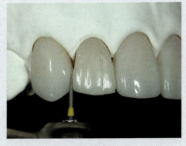
遠心切縁隅角の形態付与

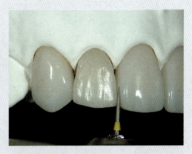
近心切縁隅角の形態付与

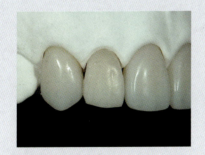
切縁隅角の位置設定が完了

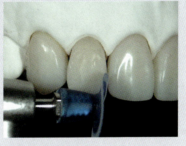
接触点から近心辺縁部への移行的形態を再現

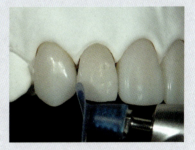
接触点から遠心辺縁部への移行的形態を再現

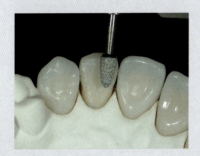
舌側面の陥凹形態の付与

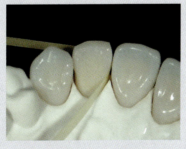
近心歯頸側移行部の仕上げ研磨

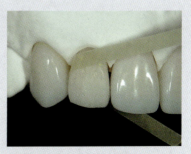
遠心歯頸側移行部の仕上げ研磨

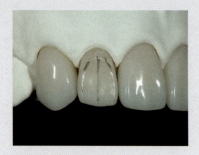
唇面隆線の位置を明示

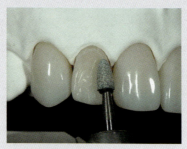
遠心唇面溝の形成

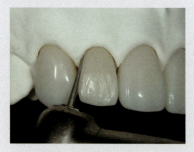
遠心歯頸部の移行性を確認

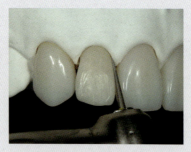
近心歯頸部の移行性を確認

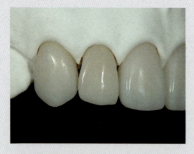
仕上げ研磨用シリコンポイントでの最終研磨

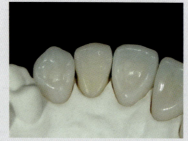
術後

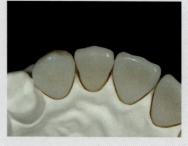
術後

# CASE 7
## ダイレクトクラウン修復

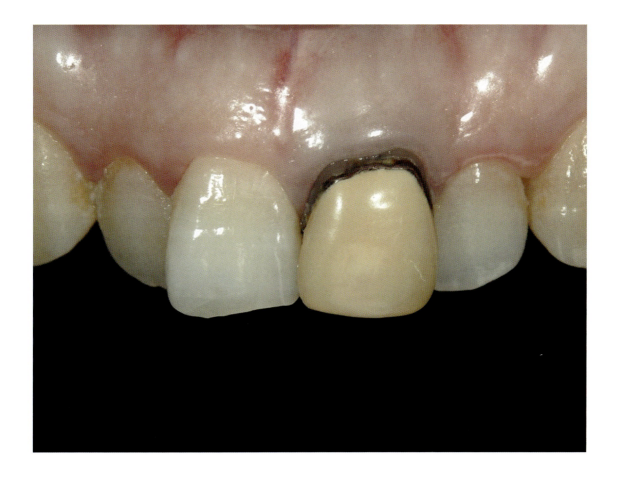

近年、失活歯の歯冠補綴における支台築造の材料選択は、メタルコアからレジンコアへと移行している。歯肉縁上部の残存歯質量によって得られるフェルールエフェクト（帯環効果）が十分な場合には、支台築造の材料選択による歯冠補綴物の維持効果に大きな差は生じない。しかしこの効果が不十分な場合には、メタルコア選択時の予後不良として歯根破折のリスクが高まり、残存歯質保全の観点から歯質接着性を活かしたレジンコアへとシフトする傾向が強くなっている。歯根破折は失活歯の抜歯原因の大部分を占め、メタルコアの選択はその残存歯質量と咬合状態によっては、補綴物脱離よりも深刻な結果をもたらす。一方でレジンコア選択時の予後不良としては、経時的な接着性能低下による脱離のリスクは否定できないものの、再修復によって対応可能な状況が多く、決定的なダメージを残存歯質に与えないことが特徴である。レジンコアの優位性は、歯質への高い接着性能、歯質に近似した弾性係数、圧倒的な軽重量など、支台築造材料としての理想的な特徴を備えていることであり、フェルールエフェクトの条件が整えば長期的な予後が期待できる。この効果が不十分な場合には、歯冠補綴物の機能と重量とを根管歯質との接着にのみ期待するのは危険であるが、少なくとも歯根破折のリスクは大幅に減少する。

# STEP 1　修復前準備

歯周組織の経時的変化によりレジン前装鋳造冠の辺縁部適合性は損なわれ、前装部コンポジットレジンの変色も顕著である。歯根尖部の病巣形成はなく、臼歯部の咬合状態にも異常はない。術前の歯冠形態に機能的側面の問題点は存在しないと考えられ、審美的側面の改善治療を計画。慎重にレジン前装鋳造冠・メタルコアを除去し、残存歯質の状況を確認する。辺縁部の齲蝕歯質を除去し、一定のフェルールエフェクトが期待できる残存歯質量であると判断し、コンポジットレジンによる支台築造を計画。接着操作・光照射が行い易い根管形態であることを考慮し、直接法のダイレクトレジンコアを選択した。

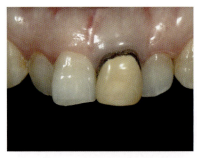
術前

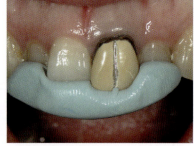
シリコーンガイドの準備

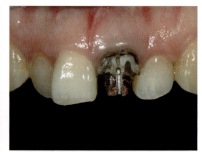
レジン前装鋳造冠の除去

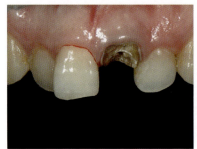
メタルコアの除去

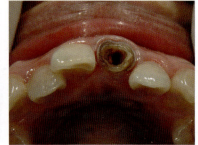
メタルコア除去時の根管部歯質の厚さを確認

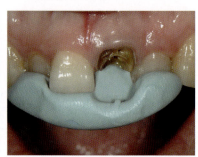
シリコーンガイドの試適

# STEP 2　接着操作・積層充填

レジンセメントを使用する間接法のレジンコアと比較して、コンポジットレジン直接修復に使用するセルフエッチングシステムで根管歯質に接着維持を期待するダイレクトレジンコアでは、接着操作やコア用レジン重合時の光照射が非常に重要である。深部根管壁などの光到達困難部位への対応が支台築造の予後を大きく左右するため、接着材やコア用レジンに対する光照射方法の工夫（照射光強度の向上・光照射時間の延長）によって、根管歯質への接着力を安定させることが必要である。この観点から光到達困難な深さへの根管形成は避け、根管壁に残存したセメントや根管充填材を十分に除去して接着環境を整備することを重要視する。また、近年は専用のセルフエッチングシステム接着材を使用すると、この接着材との接触で重合開始するデュアルキュアタイプレジンコア材も登場し、光到達困難部位への対策は進行している。

ダイレクトレジンコア完成後、歯冠形態全体をコンポジットレジンにより一塊として構築する「ダイレクトクラウン修復」への移行を計画。術前状態を記録したシリコーンガイドを有効活用して歯冠形態の口蓋側面部を効率的に再現し、近遠心の隣接面部から唇側面部にかけては、3D透明マトリックスとフロアブルレジンとにより表面滑沢で移行的なカントゥアを再現する。歯冠部外形の完成後、歯頸部から歯冠中央部にかけてのデンティンシェードレジン充填、歯冠中央部から切縁部にかけてのエナメルシェードレジン充填を順次行い、コンポジットレジンのみで歯冠形態の再構築を完了。

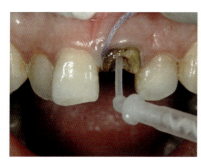
接着操作後の根管部歯質へのコア用レジン注入

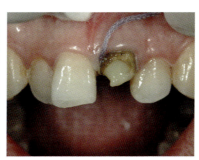
段階的にコア用レジンを重合硬化

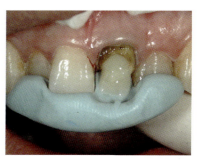
シリコーンガイド上でのコア用レジン築盛

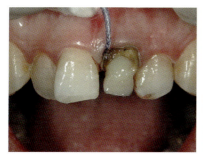
ダイレクトレジンコア部の概形が完成

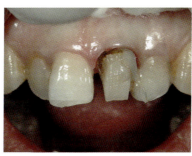
遠心隣接面形態の構築

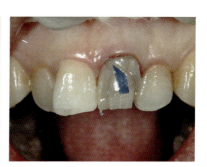
近心隣接面形態の構築

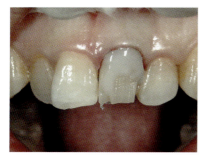
歯根面から移行的に歯頸部形態を再現

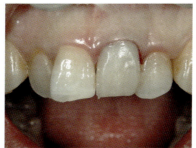
デンティンシェードレジンの充填

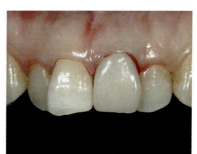
エナメルシェードレジンの充填

# STEP 3　形態修正・色調補正・研磨操作

直接法のコンポジットレジン修復では、その修復範囲が大規模な場合、形態的特徴の再現性は比較的高いが、色調的特徴を一度の積層充塡操作で高精度に再現することは非常に困難である。充塡操作完了時点で明らかな色調不適合が認められる場合には、唇側面部分のコンポジットレジン補修による色調補正が必要となる。本症例では、歯頸部付近の色調に明度・色相の不適合が認められるため、一層削除して止血操作および再度接着操作を行った。この際、止血剤は主成分がアドレナリンの「ボスミン外用液0.1%」を使用した。この薬剤は、軟組織への止血操作時にコンポジットレジン被着歯面に接触しても、接着性能を低下させないことが示されており、コンポジットレジン修復時の止血剤として推奨される。接着操作では、コンポジットレジン部分へのシランカップリング処理、象牙質露出部分へのセルフエッチングタイプ接着材処理を順次行い、色調適合を重視したコンポジットレジンの充塡操作を完了。

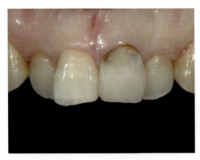
色調不適合部位の一層削除・ボスミンでの止血

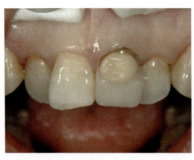
充塡部位におけるコンポジットレジン色調確認

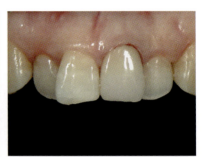
術直後

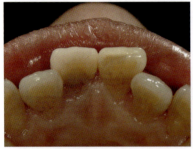
術直後（切縁側面観）

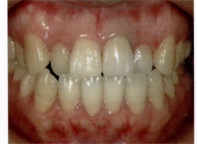
術直後

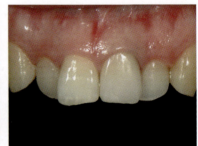
3年後

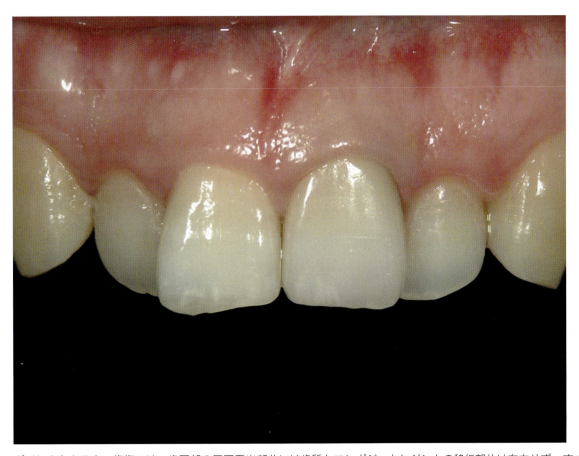

ダイレクトクラウン修復では、歯冠部の唇面露出部分には歯質とコンポジットレジンとの移行部位は存在せず、すべてがコンポジットレジンにて構築されているのが特徴である。このため経時的な歯質-コンポジットレジン移行部の接着劣化や破折による審美的予後不良の発生リスクは極めて低く、時間経過後のコンポジットレジン修復物表面性状は良好である。また、ダイレクトレジンコア築盛後に支台歯形成・補綴物装着を行った通常の歯冠修復と比較して、圧倒的に軽量でレジンコア部とのマージン・セメントラインが存在しない完全一体型のダイレクトクラウンでは、物理的な脱離のリスクは極限的に減少していると考えられる。ただ一方で、ダイレクトクラウンの臨床的デメリットは、咬合器装着による客観的な咬合診査が行えない点である。口腔内で直接歯冠形態を構築するため、指標となるのは術前の歯冠形態の記録のみであり、術前の口蓋側シリコーンガイド作成による形態移植作業は、修復の予後管理にも大きな影響を及ぼす重要ステップとなる。また、研究用模型での理想的な歯冠形態のワックスアップを使用して、シリコーンガイドを作成する事も可能である。

模型による実践例

# CASE 7

## ダイレクトクラウン修復

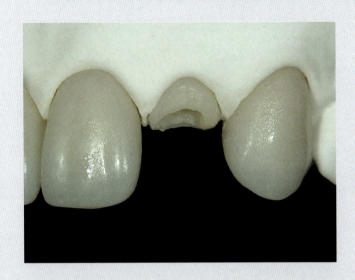

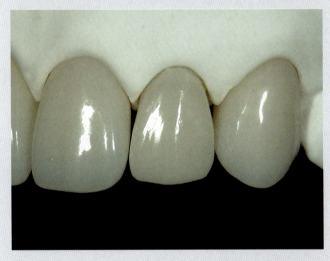

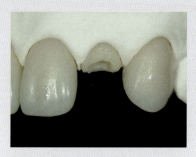
術前（正面観）

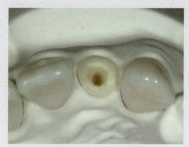
術前

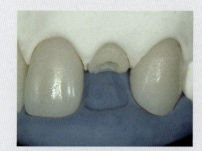
シリコーンガイドの試適（正面観）

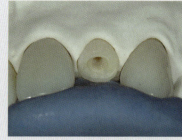
シリコーンガイドの試適

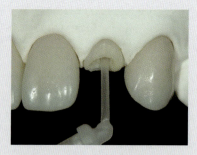
コア用レジンの根管内への注入

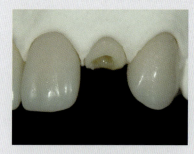
根管から口蓋側へのコア用レジン充填

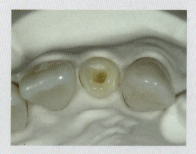
根管口蓋側壁から連続的にコア用レジン築盛

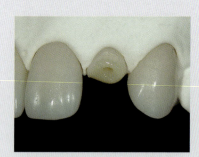
根管から唇側へのコア用レジン充填

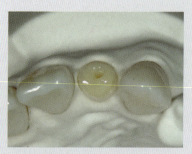
根管唇側壁から連続的にコア用レジン築盛

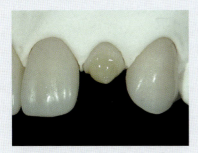
根管中央部のコア用レジン築盛（正面観）

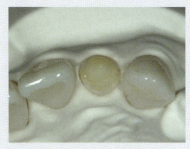
根管中央部のコア用レジン築盛

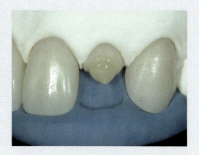
シリコーンガイドの再試適

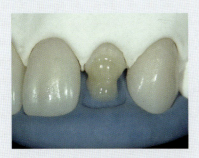
シリコーンガイド上でのコア用レジンの築盛

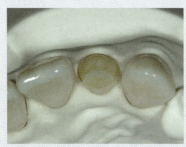
口蓋側の歯冠形態が再現

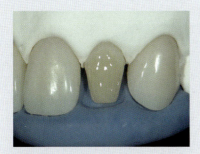
切縁付近までコア用レジンの築盛

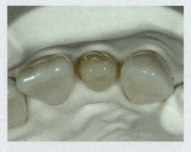
ダイレクトレジンコアによる支台形態の完成

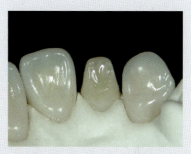
ダイレクトレジンコアの口蓋側面観

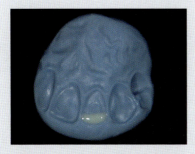
シリコーンガイド上への切縁部レジンの注入

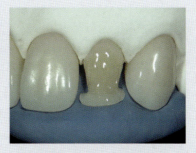
ダイレクトレジンコアへの切縁部接合

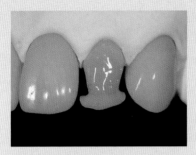
近遠心の切縁隅角の完成

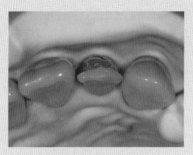
切縁の口蓋側ラインは隣在歯と調和

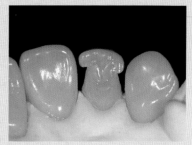
レジンコアと移行的な切縁部口蓋側形態

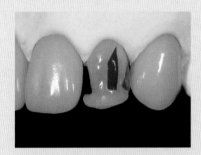
遠心部3Dマトリックスの試適

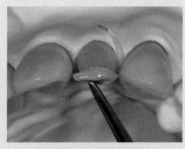
3Dマトリックスによる接触点確認

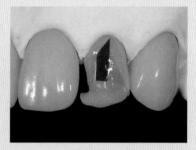
3Dマトリックス内へのフロアブルレジン注入

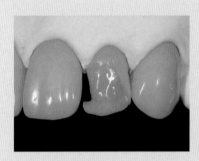
遠心隣接面形態の構築

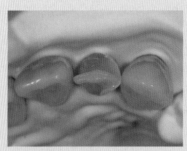
隣接面接触点の頬舌的位置確認

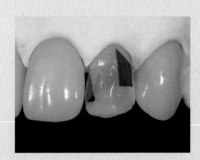
近心部3Dマトリックスの試適

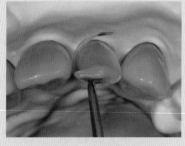
3Dマトリックスによる接触点確認

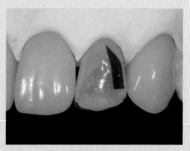
3Dマトリックス内へのフロアブルレジン注入

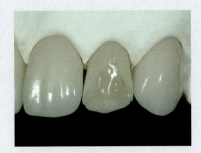
近心隣接面形態の完成

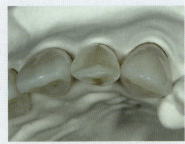
近遠心隣接面接触点の頬舌的位置確認

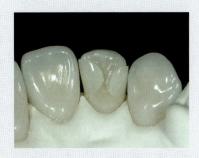
隣接面形態の完成（口蓋側面観）

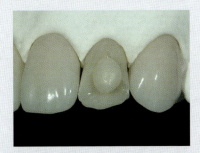
デンティンシェードレジンの準備

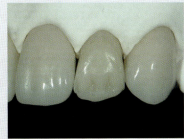
象牙質の解剖学的内部形態の再現

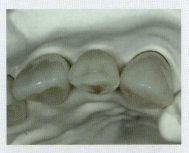
象牙質の立体的な内部構造（マメロン形態）

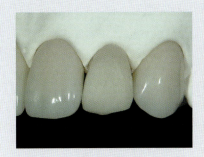
エナメル質の最終形態付与を完了

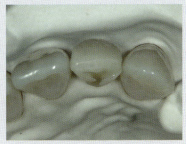
両隣在歯との切縁位置の連続性を確認

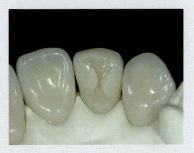
エナメル質の最終形態付与を完了（口蓋側）

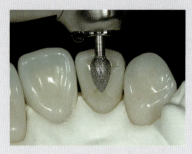
ダイヤモンドポイントでの口蓋側形態修正

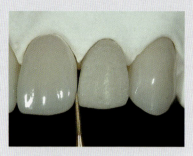
近心切縁隅角の形態付与

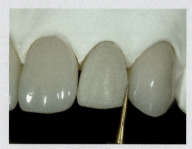
遠心切縁隅角の形態付与

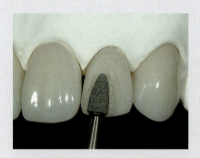
近心唇面溝の付与

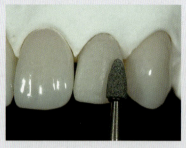
遠心唇面溝の付与

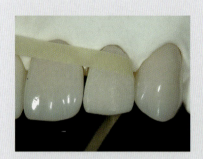
遠心歯頸側移行部の仕上げ研磨

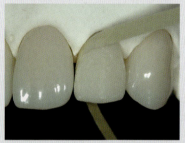
近心歯頸側移行部の仕上げ研磨

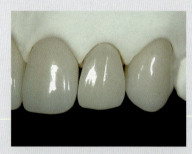
仕上げ研磨用シリコンポイントでの最終研磨

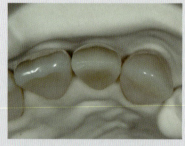
術後（切縁側面観）

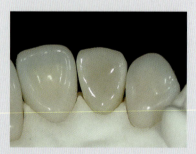
術後（口蓋側面観）

# CASE 8
## ダイレクトブリッジ修復

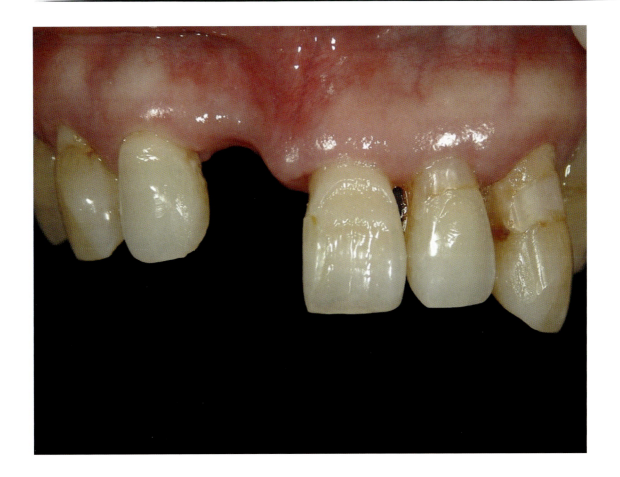

前歯1歯欠損歯列への対応策として、両側歯牙が健全歯の場合、近年はインプラント治療が第一選択となる場面が多い。歯科用CTの普及によりインプラント治療の安全性は向上し、歯槽骨の状況に応じた骨造成技術も広く活用されるようになった。しかし、繊細な審美性が求められる前歯部症例において、長期的な安定性と経時的変化への柔軟な対応能力を考慮した場合、インプラント治療の予後に絶対的安心を求める事は困難であると考えられる。使用されるインプラント体の直径は3.0〜4.0 mm程度であり、本症例の上顎前歯欠損部の骨幅（約3.2 mm）への適応には、骨造成や骨移植の手術を事前に行う必要がある。下顎前歯欠損部の骨幅はさらに脆弱であり、インプラント治療の適応は極めて困難な状況である。

# STEP 1　術前

1⎦が欠損に至った経緯は、打撲による歯髄失活、感染根管治療後のメタル支台築造、臼歯部の咬合支持減少を経て約15年後の歯根破折、抜歯である。抜歯後の上下顎前歯部における1歯欠損への対応として、約5年間部分床義歯を使用。義歯使用による疼痛の訴えはないが、撤去時の審美障害は患者の精神的負担となっている。前歯1歯欠損への部分床義歯補綴により一定の審美回復は可能であるが、人工歯部と比較して義歯床辺縁形態が大きく口腔内での咀嚼・発音機能を著しく阻害している。前歯部の審美性に配慮してクラスプ設定を行うと、小臼歯部に維持を求めることになり、口蓋の一部を覆うレジン床の辺縁形態は義歯安定を考慮して縮小困難な状況である。また、⎣1 歯冠幅径と欠損部幅径とのアンバランスにより、不自然な人工歯排列となっている。下顎臼歯部への咬合支持再構築を検討しつつ、前歯部審美障害・機能障害の早期解決を最優先課題として設定した。

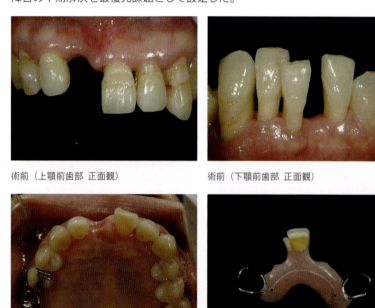

術前（上顎前歯部　正面観）　　術前（下顎前歯部　正面観）　　術前

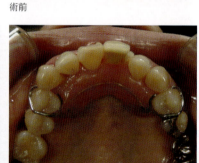

術前（上顎咬合面観）　　上顎　義歯　　上顎　義歯装着状態

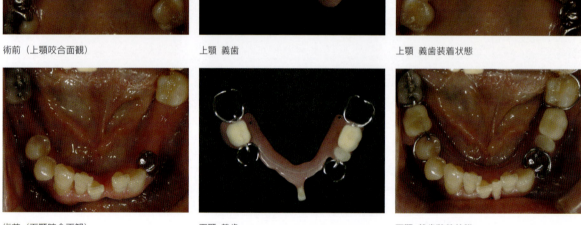

術前（下顎咬合面観）　　下顎　義歯　　下顎　義歯装着状態

# STEP 2　診断・修復前準備

CT撮影により|1|部歯槽骨の著しい吸収が確認され、前歯部インプラント治療には大規模な骨造成が必要である事を患者に説明。その他選択肢を提示の上、まずはコンポジットレジン修復による欠損部歯冠形態の再構築「ダイレクトブリッジ修復」を口腔内で疑似再現する事とした。コンポジットレジンによる口腔内での仮充填では、接着材を使用せずに充填・成形して光照射を行い仮硬化。|1|との歯冠幅径の調和をはかり、疑似再現された歯冠形態について、患者自身が感触を確認。義歯から解放され、瞬時に前歯部歯冠形態が回復した状況を患者自身が体験し、接着技術を活用したダイレクトブリッジ修復に大きな期待を寄せる事となった。欠損部をワックスアップにより再現した作業用模型を咬合器装着して咬合接触状態の精密な確認を行い、欠損部へのコンポジットレジン修復における接着面積の確保が十分に可能であると判断した。

作業用模型上での充填スペースの確認により、積層充填する際のコンポジットレジン各シェードの厚さをイメージすることができる。充填される厚さによって発色に大きな差が出るコンポジットレジンの色調特性を理解して使用材料を準備する必要がある。また、1歯欠損部をコンポジットレジン修復により再現する場合、両側隣在歯へのコンポジットレジン築盛により合計3歯の歯冠形態修正が可能となる。これによって健全歯質への切削介入を必要としない状況で、周囲歯列と調和した前歯部の審美性を比較的広範囲に獲得することもできる。作業用模型上でワックスアップされた歯冠部口蓋側面形態をシリコーン印象材で記録して充填用ガイドとして利用することで、欠損部形態回復の複雑な充填術式を簡略化することが可能である。

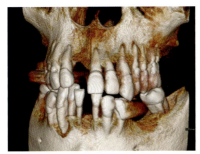

CT 3D 画像

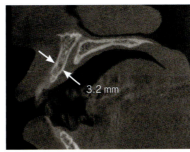

歯槽骨幅 3.2 mm

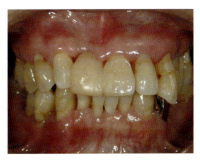

上顎前歯欠損部への仮充填

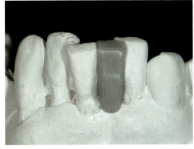

下顎前歯欠損部への模型上でのワックスアップ

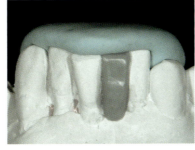

シリコーンガイドの作成

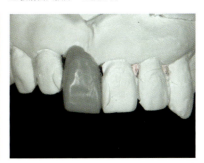

上顎前歯欠損部への模型上でのワックスアップ

# STEP 3　積層充塡（上顎前歯）・形態修正・研磨操作

欠損部周辺の各窩洞には、フロアブルコンポジットレジン、エナメルシェードレジンにより積層充塡を完了。再現する 1| の歯冠幅径の調整をするため、事前に |1 近心部にエナメルシェードレジンを充塡。上下顎前歯部の正中線一致を確認し、欠損部歯冠形態構築のための大規模なレジン充塡操作に移行する。

本症例では口蓋側に透明プラスチックマトリックスを設置して口蓋側充塡のガイドとし、第1層目のフロアブルレジンを塗布して光照射を行う。2| 近心部では、エナメル質との接着力確保・重合収縮応力緩和を考慮し、広範囲に薄層のレジンを塗布・充塡してダイレクトブリッジ修復の根幹を支える接着界面を確実に構築。2|1 歯頸部付近へのフロアブルレジン塗布は慎重に行い、歯肉溝へのレジン流入を回避する。塗布されるフロアブルレジンは流動性が低いタイプが適している。2|1 口蓋側付近へのコンポジットレジン塗布は、後の咬合調整によって多少の削除が行われる可能性はあるが、本症例の前歯部咬合状態は被蓋が大きく、コンポジットレジンと歯質との接合部分に直接咬合力がかかる可能性は低い。通常は作業用模型上でワックスアップされた歯冠部口蓋側面形態をシリコーン印象材で記録して充塡用ガイドとして利用することで、口蓋側第1層目のフロアブルレジン充塡用ガイドとする場合が多い（下顎前歯部ダイレクトブリッジ修復参照）。2|1 隣接面部から、それぞれに厚さ 2.0 mm 程度のフロアブルレジンの塗布・光照射を数回繰り返し、両側から徐々に欠損部空隙を閉鎖。両歯から充塡・延長されたコンポジットレジン間の距離が 2.0 mm 程度に縮小した時点で、最終的に両歯を結合するコンポジットレジンの築盛・光照射を行う。これにより両側からのコンポジットレジン結合時の重合収縮による応力発生を最小限とし、両側接着界面への影響を回避した。

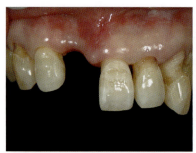
欠損部周囲の窩洞形成

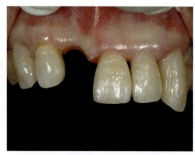
窩洞形成部への修復完了・|1 近心部充塡

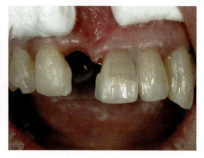
隣接面結合部分へのフロアブルレジン塗布

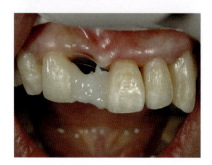
両側からのレジンを延長して欠損部空隙を閉鎖

口蓋側部の結合完了後、欠損部基底面構築時に設置する3D透明マトリックスを試適・調整する。1| として構築される歯冠形態の歯頸部湾曲は、|1 歯頸部形態を参考にして左右対称に再現される必要があり、充填用3D透明マトリックスをハサミでトリミングして湾曲形態と適合状態を確認。設置した3D透明マトリックスと 2|1 歯頸部との接触状態を維持し、慎重に基底部マトリックス上へのフロアブルレジンの注入・充填を行い光照射。この部位への充填操作では、設置された3D透明マトリックスの形態が充填圧による変形を回避する必要があり、フロアブルレジンの流動的な性質が必要不可欠な場面となる。3D透明マトリックス部分への光照射は可能な限り基底側より行い、構築される歯冠部基底面での未重合層発現を最小限とする。引き続き、デンティンシェードレジンにて象牙質の解剖学的形態を再現するための築盛・形態付与を行い光照射。この際、必要に応じてコンポジットレジン用の色調調整材を使用し、エナメルシェードレジンの築盛前に天然歯様のキャラクタライズを行う。積層充填されるコンポジットレジンの層間に色調調整材を使用する事で調整材の脱落を防止し、長期的に立体的色調を維持することが可能となる。

最外層としてのエナメルシェードレジン築盛により、両側隣在歯と併せて前歯部歯列との調和のとれた切縁傾斜・唇面隆線を構築して歯冠部形態を完成。2|1 との連結部分は接着面積を広く確保できるよう形態に配慮し、唇側面からは歯牙の分離感を陰影により表現できるように比較的深めの溝を形成、口蓋側面はほぼ平坦として広い接触面積から高い接着力を獲得した。

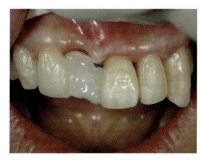
3Dマトリックス上へのフロアブルレジン注入

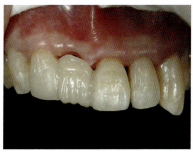
デンティンシェードレジンの充填・内部構造構築

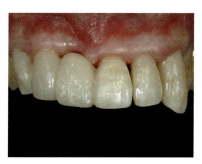
エナメルシェードレジンの充填・歯列調和の確認

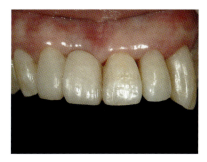
色調調整材による歯間部の陰影形成

# STEP 4　積層充填（下顎前歯）・形態修正・研磨操作

下顎前歯欠損部のダイレクトブリッジ修復では、作業用模型上でワックスアップされた歯冠部口蓋側面形態を記録したシリコーンガイドを利用した充填操作を行った。1̄ 歯冠形態構築時の歯冠幅径の調和を目的として、1̄ 近心部歯質の形態修正を行い、2̄1̄ への接着操作・充填操作に移行した。シリコーンガイド上での隣接面結合部分へのフロアブルレジン塗布、両側からのコンポジットレジン結合、3Dマトリックスを利用した歯頸部基底側へのフロアブルレジン充填、デンティンシェードレジンによる歯冠部内部構造の構築、エナメルシェードレジンによる最終外層の完成へと順次進行した。色調調整材による歯根部の色調変化・歯間部の陰影形成により、ダイレクトブリッジ修復を完成した。

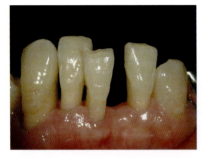
術前

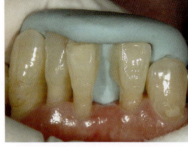
シリコーンガイド上でのフロアブルレジン塗布

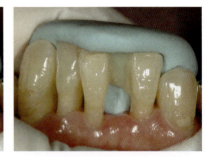
両側からのレジンを延長して欠損部空隙を閉鎖

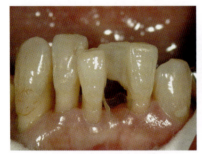
3D透明マトリックスのトリミング・試適

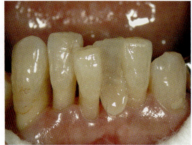
3Dマトリックス上へのフロアブルレジン注入

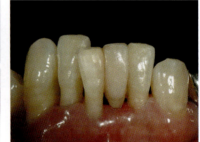
術後

# STEP 5　維持管理

コンポジットレジン直接修復による前歯部欠損歯列の回復は、究極の健全歯質温存が可能な治療オプションとなる反面、患者との維持管理への共通理解による定期来院時の咬合接触状態確認・再研磨操作・基底部清掃指導などの重要性が極めて高い。義歯から解放された患者の修復維持へのモチベーションは高く、周辺歯牙を含めたプラークコントロール向上により歯周組織の安定感は経時的に向上している。

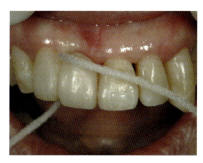

コンポジットレジン基底部への清掃指導

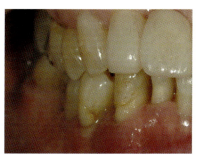

修復直後の歯周組織の状況

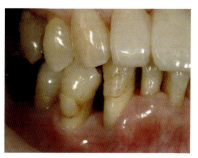

修復後5年経過時の歯周組織状況

### PROBING DEPTH（2010.09）

| | | | | | | | | | | | | | |
|---|---|---|---|---|---|---|---|---|---|---|---|---|---|
| 776<br>457 | | 444<br>454 | 344<br>443 | 333<br>333 | 333<br>343 | | 433<br>333 | 554<br>665 | 788<br>688 | 555<br>454 | 433<br>444 | 544<br>333 | |
| 7 | 6 | 5 | 4 | 3 | 2 | 1 | 1 | 2 | 3 | 4 | 5 | 6 | 7 |
| 434<br>333 | | 454<br>433 | 444<br>444 | 999<br>899 | 334<br>444 | 232<br>433 | | 233<br>323 | 333<br>223 | 323<br>222 | | | 777<br>556 |
| | | | | | | | | | | | | | |

### PROBING DEPTH（2015.09）

| | | | | | | | | | | | | | |
|---|---|---|---|---|---|---|---|---|---|---|---|---|---|
| 534<br>446 | | 444<br>454 | 344<br>443 | 333<br>333 | 333<br>343 | | 433<br>333 | 334<br>442 | 443<br>446 | 535<br>454 | 433<br>444 | 544<br>333 | |
| 7 | 6 | 5 | 4 | 3 | 2 | 1 | 1 | 2 | 3 | 4 | 5 | 6 | 7 |
| 434<br>333 | | 354<br>333 | 453<br>444 | 544<br>335 | 334<br>344 | 232<br>433 | | 233<br>323 | 333<br>223 | 323<br>222 | | | 534<br>344 |
| | | | | | | | | | | | | | |

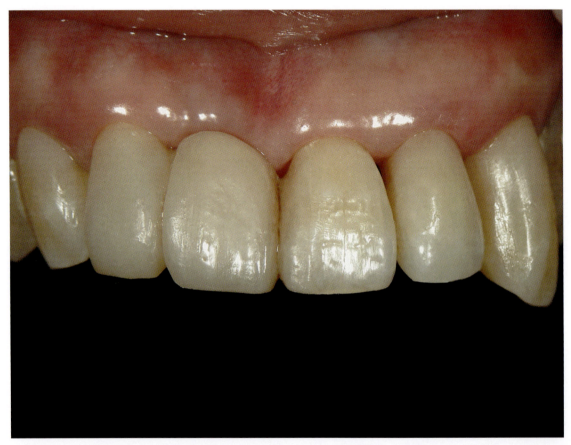

本症例のように欠損部に対して可綴式の部分床義歯を用いた場合、周辺歯牙への欠損波及がなければ、歯列の経時的変化への柔軟な対応能力の点では非常に優れた選択肢となる。しかし患者のQOLは著しく低下し、機能的・審美的に満足の得られる状況とは考え難い。両側の健全歯牙温存を第一に考えた患者にとって、固定式ブリッジ補綴というオプションは当初から除外されている。

このような患者に提案できる治療の選択肢として、「接着」を中心に考えたコンポジットレジン直接修復による「ダイレクトブリッジ修復」こそ、現代の歯科医師が持つべき最も有効なオプションになると考える。「接着」は永久に歯牙とコンポジットレジンとの一体化を保証するものではない。しかし、その最も評価すべき特徴は、経時的変化への柔軟な対応能力にある。コンポジットレジン修復歯の表面性状の劣化へは再研磨によって、表面色調の劣化へは表層部の再充塡によって、歯質との接着の劣化へは再修復によって対応が可能である。患者・術者の双方にとって術後維持管理への負担が少なく、機能的かつ審美的な満足が提供可能な接着修復の長期予後に期待して経過観察を継続する。

模型による実践例

# CASE 8

## ダイレクトブリッジ修復

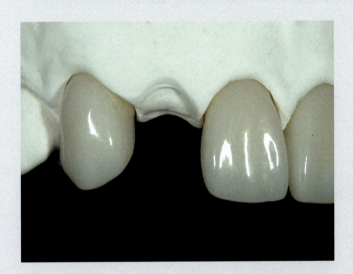

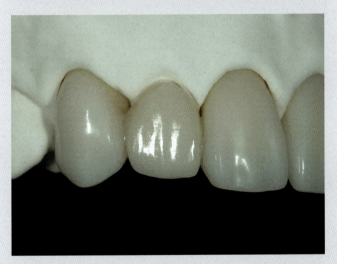

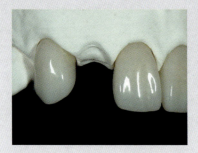
術前

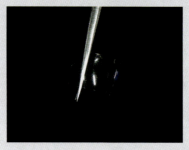
3D透明マトリックスのトリミング

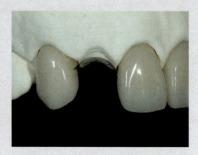
3D透明マトリックス基底相当部への試適

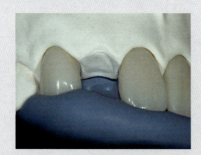
シリコーンガイドの試適

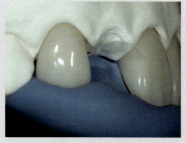
シリコーンガイドとマトリックスの適合確認

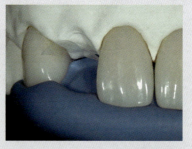
シリコーンガイドとマトリックスの適合確認

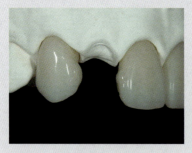
接着面への第1層目フロアブルレジン塗布

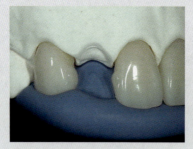
光重合前のシリコーンガイド圧接

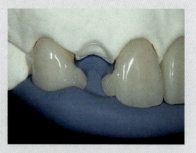
シリコーンガイド上でのレジン追加・空隙縮小

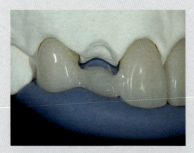
両側からのフロアブルレジンによる築盛・結合

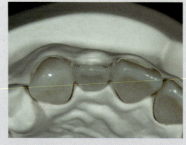
結合後の連結部

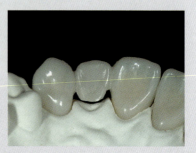
連結部の口蓋側面観

114　模型による実践例

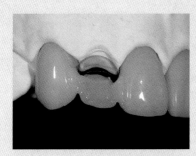
3D 透明マトリックスの基底部への試適

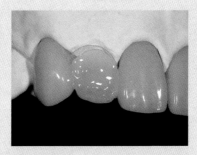
基底相当部へのフロアブルレジン注入

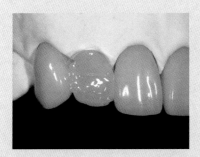
基底部へのフロアブルレジン追加（歯根色）

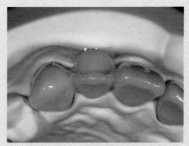
基底部へのフロアブルレジン追加（歯根色）

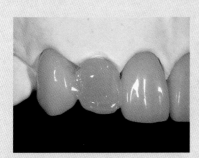
デンティンシェードレジンの築盛

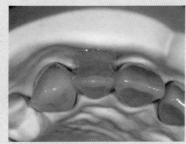
象牙質の解剖学的内部構造の再現

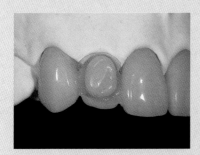
エナメルシェードレジンの準備

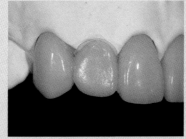
エナメルシェードレジンの築盛

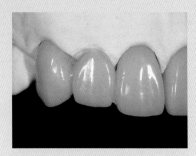
歯冠形態の概形完成

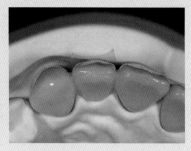
唇面の隆線・溝のバランスを確認

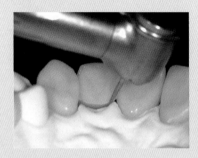
口蓋側基底部辺縁の整備

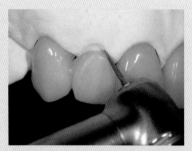
唇側基底部辺縁の整備

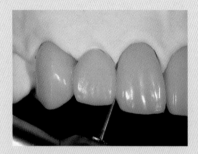
近心切縁隅角の形態付与

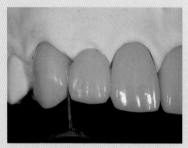
遠心切縁隅角の形態付与

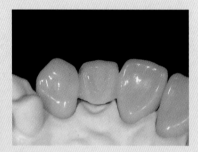
口蓋側形態の完成

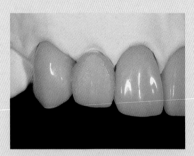
唇面隣接面部の陰影形成
（コンポジットレジン用の色調調整材使用）

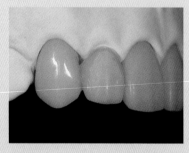
陰影形成により明確化した遠心隣接面

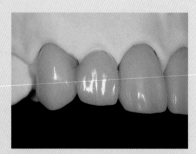
術後

DIRECT RESTORATION ACADEMY OF COMPOSITE RESIN

# 8 MATERIALS

1. 窩洞形成器具

   p.118

2. 修復補助器具（圧排糸・止血剤・マトリックス）

   P.119

3. 接着材料

   P.122

4. コンポジットレジン・色調調整材

   P.123

5. 充塡器・筆

   P.125

6. 光照射器

   P.126

7. 形態修正・研磨器具

   P.127

8. 維持管理・セルフケア用具

   P.129

# 1 窩洞形成器具

## ❶ 齲蝕検知液カリエスディテクター(クラレノリタケデンタル)

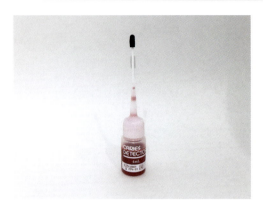

感染象牙質を選択的に削除する際に使用する。齲蝕象牙質の外層を濃染色して判別可能とし、同部位をMIステンレスバーやスプーンエキスカベータで削除する。検知液の適正な使用により齲蝕象牙質の内層(透明層)は保存され、象牙細管内の刺激伝達を遮断して術後の知覚過敏症状を抑制することが可能となる。カリエスディテクター使用時は、濃い染色部のみを選択的に削除し、薄いピンク色の染色部を温存することが重要である。染色部の色調判断は術者の主観に左右されるため、日本歯科保存学会編の「う蝕治療ガイドライン」に収載されている除去すべき色調の基準を参考にされたい。

## ❷ MIステンレスバー(MANI)

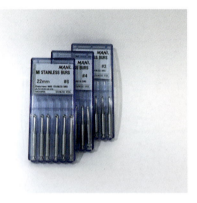

感染象牙質の選択的除去に超低速回転(刃の形態が確認できる程度の速度・マイクロモーターの自重程度の圧力)で使用する。スチールバーと比較して腐食抵抗性が高く、滅菌操作により腐食・変色しない。このためステンレスバーの切削能力低下は外見上判断が困難で、拡大視野下でのバー直径の比較により刃毀れの程度を確認する方法もある。繰り返しの切削・滅菌操作による劣化を考慮して、3回程度までの使用回数制限を設定して管理することを推奨する。

## ❸ エキスカベーター ラウンド(YDM)

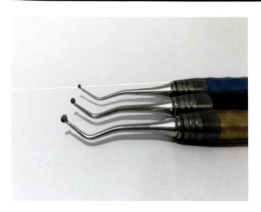

若年者の急性齲蝕では回転切削による深部感染齲蝕象牙質の削除は歯髄損傷の危険性が極めて高く、スプーンエキスカベータでの慎重な切削が推奨される。鋭利なスプーンエキスカベータ使用での象牙質切削限界硬度と、齲蝕象牙質の細菌感染領域の硬度とがほぼ一致しているとの報告もある。切削能力を管理されたスプーンエキスカベータでは、軟化した感染齲蝕象牙質が選択的に切削可能であり、健全象牙質への過剰切削の可能性は極めて低い。
スプーンの直径は#1(2.0 mm)・#2(1.5 mm)・#3(1.1 mm)の3種類、ハンドルの形状は直・曲の2種類あり、窩洞形態や切削部位により選択して使用する。

## 2　修復補助器具（圧排糸・止血剤・マトリックス）

### ❶ SURE-Cord Plus（ヨシダ）

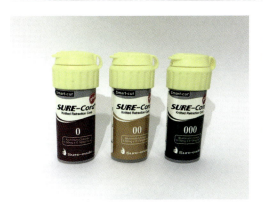

マイクロファイバーをループ形状に編み込んだ形状で、伸縮性が高い。繊維のほつれが無くコンポジットレジン修復材料への残留の可能性が低い。塩化アルミニウム含有で歯肉溝からの血液・滲出液を制御可能である。#000.0（0.50 mm）・#000（0.65 mm）・#00（0.75 mm）・#0（0.90 mm）・#1（1.10 mm）・#2（1.25 mm）の6種類の太さがあり、コンビネーションでの使用も効果的。パッケージの蓋を閉めれば必要量のコードが切れる構造となっており、ハサミ等を使う必要がない。

### ❷ アドレナリン液 ボスミン 外用液 0.1%（第一三共）

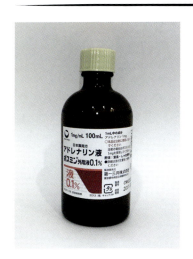

窩洞周囲歯肉からの出血時に止血剤として使用する。圧排糸または綿糸に染込ませて使用する。窩洞内面に接触しても、コンポジットレジン修復に使用するボンディング材の歯質接着力を低下させない特徴を持つ。無色・透明の刺激の無い薬液で使用しやすい。出血量が多い場合には貼薬時間を長く設定することで対応可能。一時的に歯周組織が白色化するが、一定時間で回復する。

### ❸ INPRINSIS PUTTY（トクヤマデンタル）

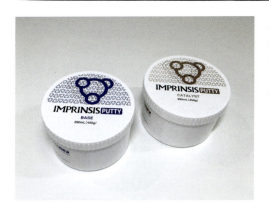

主に前歯部修復において充填用のガイド作成に使用する。前歯部の口蓋側面形態・切縁隅角形態の術前記録を採取し、窩洞形成後の修復対象部位にコンポジットレジンを圧接充填するために準備する。この「シリコーンガイド」に必要な要件としては、厚さ5.0 mm程度の変形耐性と患歯含め4歯程度の支持範囲である。ベースとキャタリストを練和した際の色調は濃いブルーとなり、ガイド上でのコンポジットレジン設置範囲が明確に判別可能である。

## ❹ アダプトセクショナルマトリックス（Kerr）

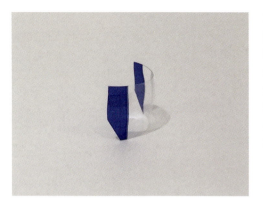

コンポジットレジン充填時の隣接面用3Dマトリックスシステム。歯冠形態に近似したカントゥアが付与されており、緩やかなカントゥアの「モデレートカーブ」と、大きなカントゥアの「インクリーズドカーブ」、それぞれに2種類の幅（5.0 mm・6.5 mm）のバリエーションを持つ。厚さは50 μmで隣接面接触点の緊密な回復には、くさびなどの歯間離開装置の併用が必要である。必要に応じてハサミなどでトリミングし、適切なサイズに加工して使用することも可能である。

## ❺ ヴァリストリップ（ギャリソン デンタル/モリタ）

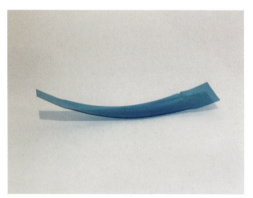

コンポジットレジン充填時の隣接面用3Dマトリックス。部位によってマトリックスの幅とカントゥアが段階的に変化し、窩洞形態により必要な部位を適合させて使用する。必要に応じてハサミなどでトリミングし、適切なサイズに加工して使用する。

## ❻ ウッドウェッジ（デンテック）

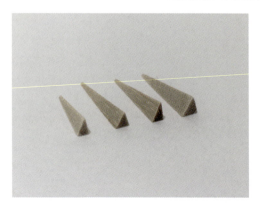

木製の歯間分離用ウェッジ。4種類のサイズ（S・L・SJ・WB）が用意され、必要に応じてナイフなどで形態を調整して使用可能である。歯間部への挿入により空間の形態に合わせてウッドウェッジ自体が適宜変形し、マトリックスを窩洞に緊密に適合させる効果が高い。

## ❼ マトリックスリテーナーセット（YDM）

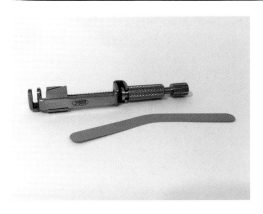

コンポジットレジン充填時の隣接面用マトリックスシステム。マトリックスバンドには3次元的豊隆は付与されておらず、平面的な隣接面形態の再現が可能。隣在歯との離開距離が小さく、3Dマトリックスの挿入が困難な場面で活躍する。バンドの厚さは30μmで隣接面接触点の緊密な回復が可能。

## ❽ コンポジタイト3Dマトリックスバンド（ギャリソン デンタル/モリタ）

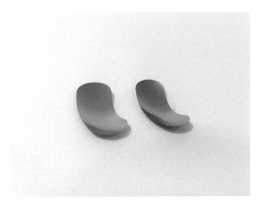

コンポジットレジン充填時の臼歯部隣接面用3Dマトリックスシステム。歯冠形態に近似したカントゥアが付与されており、5種類のサイズより窩洞形態に合わせて選択する。通常、リングタイプのリテーナーと併用し、緊密な隣接面接触関係の回復が可能である。

## ❾ コンポジタイト3Dリテーナー スモール（ギャリソン デンタル/モリタ）

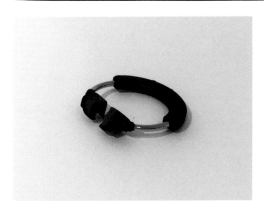

コンポジットレジン充填時の臼歯部隣接面用3Dマトリックスシステム。リング部と脚部とにより構成され、脚部には残存歯面と広範囲に接触可能なシリコーンが接続されている。専用のリングフォーセップスにて開脚して歯間部に装着し、強力な歯間離開効果を発揮する。脚部に接続されたシリコーン部分には、ウッドウェッジを挿入可能な空間が用意されており、隣接面形態に合わせて微調整が可能である。

# 3 接着材料

## ❶ クリアフィル メガボンド（クラレノリタケデンタル）

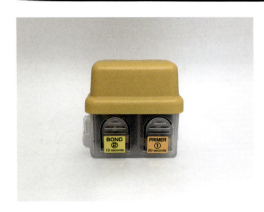

切削されたエナメル質・象牙質への高い接着強度を長期的に実現する、2ステップセルフエッチングプタイプの歯質接着材。15年を超える臨床実績と学術評価の基準として幅広く採用される信頼性を獲得している。使用方法もシンプルで臨床評価での術者間の差異が発生しにくい。専用のボトルケースで保管・採取が簡便化され、2ステップながらチェアータイムの短縮にも配慮されている。

## ❷ Kエッチャント シリンジ（クラレノリタケデンタル）

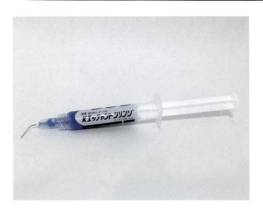

リン酸に視認性の高い色調を付与したシリンジタイプのエッチング材。塗布範囲を細かく規定可能で、エナメル質に対するセレクティブエッチングでの操作性に優れている。

## ❸ クリアフィル セラミック プライマー プラス（クラレノリタケデンタル）

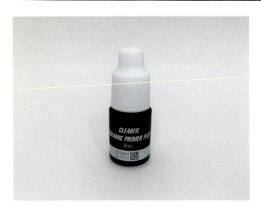

混和せずに使用可能な1液タイプのセラミックス処理材（シランカップリング剤）兼、金属処理材。リン酸エステル系モノマー「MDP」を配合し、陶材・シリカ系ガラスセラミックス・CAD/CAMレジン・ジルコニア・金属の前処理材として広く使用可能。補修修復などの場面で、コンポジットレジンを様々な材料に接着させるための前処理剤として安定した接着能力を発揮する。

# 4 コンポジットレジン・色調調整材

## ❶ クリアフィル マジェスティ ES フロー（クラレノリタケデンタル）

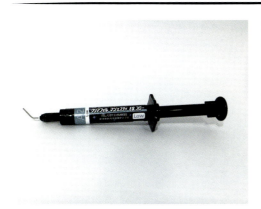

流動性の異なる3タイプ（High・Low・Super Low）から用途に合わせて選択可能なフロアブルコンポジットレジン。「サブミクロンガラスフィラー」と「クラスターフィラー」で構成され、硬化後の表面性状は均一で研磨性が高い。高い流動性で窩洞細部に均一に注入充填可能な High フロータイプ、絶妙な流動性と表面張力とで極めて操作性が高い Low フロータイプ、流動性を保ちながらも自立して形態付与可能な Super Low タイプ、いずれも硬化体の強度や耐摩耗性には大きな差がなく優れた機械的強度を共有している。

## ❷ エステライト フロー クイック（トクヤマデンタル）

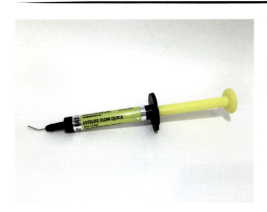

「スープラナノ球状フィラー」配合の審美修復用フロアブルコンポジットレジン。重合硬化後の色調は光透過性と拡散性の絶妙なバランスにより歯質へのなじみが良く、高いカメレオン効果が期待できる。大型窩洞でのライニングには流動性を高めたハイフロータイプを選択すると操作性が高い。

## ❸ エステライト アステリア（トクヤマデンタル）

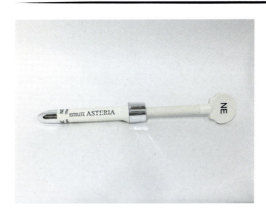

審美性を追求した自費診療用コンポジットレジン。ボディ色・エナメル色の2層構造でシンプルなレイヤリングが可能。「スープラナノ球状フィラー」配合で、高い色調適合性と光沢持続性を持つ。ペースト性状はべたつかず、充塡器での形態付与において高い操作性が確保されている。充塡後の長期経過症例においても、コンポジットレジン表面の艶が持続する「セルフシャイニング機能」が特徴。

### ❹ クリアフィル マジェスティ ES-2 Premium（クラレノリタケデンタル）

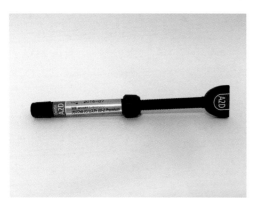

シンプルな積層充塡による高い色調表現を追求した自費診療用コンポジットレジン。Dentin シェードと Enamel シェードとのシンプルな2層積層充塡で、「ビタクラシカルシェードガイド」への色調適合を高精度に実現。修復対象歯の象牙質層とエナメル質層との組織構造に準拠した充塡範囲を忠実に再現することで、深層デンティンシェードによる明度の確保と表層エナメルシェードによる透明感の両立が可能。

### ❺ エステライト カラー（トクヤマデンタル）

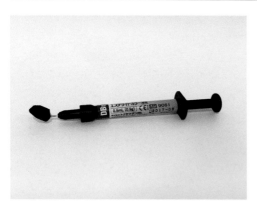

コンポジットレジン積層充塡時の内部ステインとして使用するフロアブルレジンタイプの色調調整材。小窩裂溝部の着色・クラック・白帯など、天然歯の特徴を再現可能。積層充塡時の最終エナメルシェードレジン充塡前に、レジンの層間に埋め込んで使用することで長期に維持可能である。全13シェードで多彩な色調表現に対応。

### ❻ ナノコート カラー（GC）

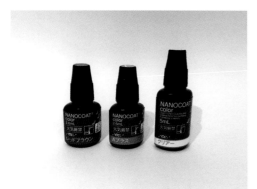

コンポジットレジン積層充塡時の内部ステインとして使用するリキッドタイプの色調調整材。小筆を使用してコンポジットレジンの積層充塡時に塗布・光硬化させる材料で、広範囲に塗布してもムラになりにくい。所有しないシェードのコンポジッレジン色調を再現したい場合には、広範囲に塗布して使用し、新規シェードを口腔内で直接作成することも可能。

## 5 充填器・筆

### ❶ レジン充填形成器 TMDU 型タイプ 2（YDM）

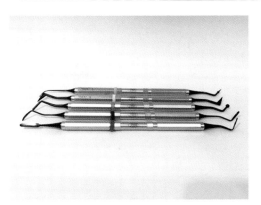

充填部位により5種類の形態が用意されている。♯1レッド（前歯部唇側面・隣接面）・♯2ブルー（小臼歯部唇側面・臼歯部咬合面）・♯3グリーン（臼歯部咬合面・前歯部舌側面）・♯4ホワイト（レジンナイフ・マージン部）・♯5イエロー（臼歯部咬合面）で構成され、レジンペーストとの「離れ」と「保持性」を両立している。

### ❷ トクヤマ 毛筆 No.21（トクヤマデンタル）

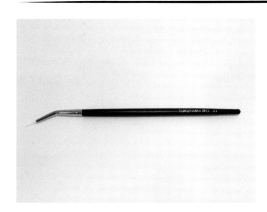

コンポジットレジン充填時の窩壁へのなじみを向上させ、レジンペーストの表面性状を整える際に使用する。極細のプラスチック製毛先が円錐形に整えられて植毛され、微細構造の仕上げに適している。充填器で形態付与したレジンペーストに対して、緩やかな加圧で形態を変化させずに表面性状を整えることが可能。色調調整材の塗布にも活躍する。

# 6　光照射器

## ❶ Pencure 2000（モリタ）

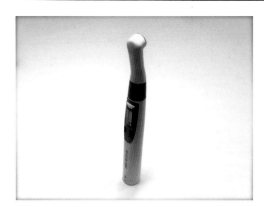

ハイパワーLEDによるコードレスタイプの高出力光照射器。照射光の進行方向が拡散しないように調整され、照射対象までの距離による光の減衰を最小限に止めている。照射対象から 5.0 mm 離れても約 80% のパワーを維持し、大型窩洞への対応で特に実力を発揮する。またヘッドはコンパクト設計で、最後臼歯への光照射も比較的容易に可能。充電機能付きの専用スタンドが付属し、ヘビーユースにも配慮が行き届いている。

## ❷ VALO キュアリングライト（ウルトラデント）

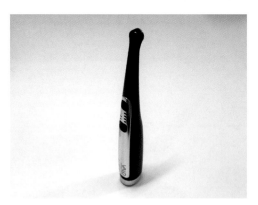

ハイパワーLEDによるコードレスタイプの高出力光照射器。拡散型の照射光が広範囲に高強度で照射され、ダイレクトベニア修復など広範囲に均一な高強度光照射を行う場面で実力を発揮する。頑丈な本体構造はコードレスタイプが故の落下などの事態にも、容易に損傷することなく安心して使用可能。

# 7　形態修正・研磨器具

## ❶ プレシャイン（GC）

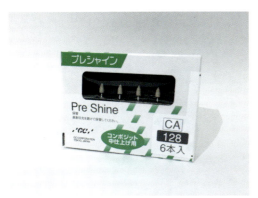

コンポジットレジン充填部位の形態修正終了後、表面粗さを段階的に減少させるために使用する。注水下・低速回転で使用し、レジン表面に微小凹凸が存在しない状態まで丁寧に使用する必要がある。コンポジットレジンへの形態修正能力も僅かにあり、強圧で使用すると研磨面形態を変化させる可能性がある。この段階での滑らかな表面性状の獲得が、以後の最終研磨・艶出しの成否を左右する。

## ❷ ダイヤシャイン（GC）

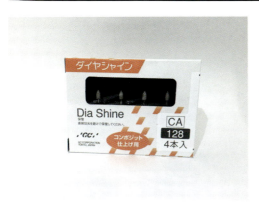

コンポジットレジン充填部位の中研磨終了後、最終研磨に使用する。コンポジットレジンへの形態修正能力はなく、この段階では研磨面形態の表面粗さをさらに縮小することが目標となる。フィラー構造が優れたコンポジットレジンへの研磨操作では、艶のある研磨面形態が効率良く獲得できる。

## ❸ ダイヤポリッシャーペースト（GC）

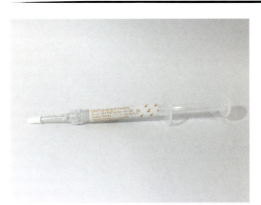

コンポジットレジン充填部位の最終研磨終了後、艶出しに使用する。1.0 μm のダイヤモンド砥粒配合で、表面粗さ Ra=0.1 μm 以下への仕上げが可能。このレベルまで研磨面形態が到達すると抗プラーク付着性が高くなり、術後の維持管理にも貢献する。

## ❹ ニッシン プラスチックストリップス(ニッシン)

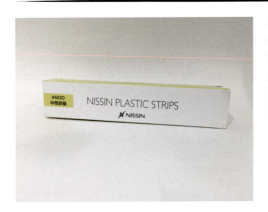

隣接面研磨用のストリップス。研磨砥粒は片面のみ付着して、隣在歯を傷つけずに研磨操作が可能。研磨粗さにより3段階の設定があり、荒研磨(グリーン)♯280・中研磨(イエロー)♯600・仕上げ研磨(ホワイト)♯1000の順に段階的に研磨面の表面粗さを縮小する。ストリップスの幅は2.5 mm、隣接面接触点下の研磨操作を行う際にはコンタクトポイントを損傷しないように鼓形空隙側方より挿入する。

## 8　維持管理・セルフケア用具

### ❶ スーパー フロス 3 in 1 レギュラータイプ（ソートン）

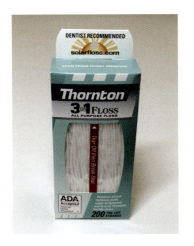

1本のフロスで3つの機能を持ち、それぞれの機能部位を有効に活用することで高い清掃効果を発揮する。「フロススレッダー」部分はフロスに樹脂コーティングが施されて腰が強くなっており、歯間の狭小空間部やブリッジのポンティック部へのフロスの貫通性能が高い。「フィラメント」部分では超微細繊維がスポンジ状に編みこまれた構造となっており、伸縮性が高く狭小部での歯垢除去効果が高い。「フロス」部分は従来のデンタルフロスとしての機能を持ち、主に隣接面の歯垢除去に使用する。

### ❷ ジェルコート F（ウエルテック）

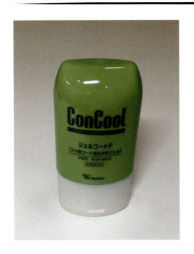

フッ化ナトリウム（フッ素950 ppm）含有のジェル状のペーストにより、歯面への滞留時間が長くエナメル質表面への再石灰化を促進する効果が高い。塩酸クロルヘキシジン成分による齲蝕原因菌・歯周病原因菌への殺菌効果も期待できるため、歯磨材としての使用だけでなく3DS（Dental Drug Delivery System）用の薬剤としても応用可能。定期的に専用のマウスピースに注入・装着することで、不潔域での除菌効果を高め歯垢の定着を抑制する。

### ❸ タフト 24 S（オーラルケア）

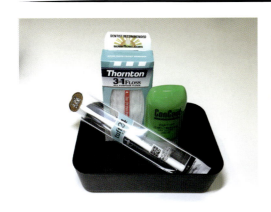

ストレートで持ちやすいハンドルとコンパクトヘッドのシンプルな設計が特徴。口腔内での可動範囲が広く、患者自身の取扱いの難易度は低い。毛先の硬さはS・MS・M・MHの4段階あるが、S（ソフト）でも毛先には十分な腰があり、ブラッシング圧のコントロールで狭小細部への到達も可能となる。毛材のPBT（ポリブチレンテレフタレート）は、ナイロンと比較して毛先が開きにくく、毛材としての耐久性・撥水性が高い。

**DIRECT RESTORATION ACADEMY OF COMPOSITE RESIN**

# DRC.HAMAMATSUでの自費診療症例

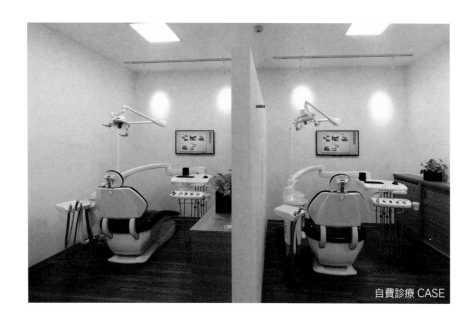

自費診療CASE

## コンポジットレジン修復の存在意義

保険診療と自費診療という、日本の歯科臨床システムの枠組みの中で規定するのではなく
1つの治療オプションとして1口腔単位の治療計画の中でどのように有効活用するかを検討する必要がある。

つまり、齲蝕治療の1つのオプションとして窩洞形成した部分欠損への歯冠形態回復のために使用された時代から、
1口腔単位での歯周病治療・歯列矯正治療・欠損補綴治療への歯質保存的な審美修復介入により
その臨床術式が患者にとって低侵襲なプランを設定することが可能となっている。

これはコンポジットレジン修復に使用する
接着材の長期耐久性が証明され、
また充填材料の長期安定性が実感できる
臨床経過を数多く経験したことにより、術者の発想が大きく転換された結果である。

## 自費診療症例 1　歯周病治療後の歯質保存的審美改善（ダイレクトベニア修復）

歯周疾患と咬合変化とによって引き起こされた前歯部歯列の審美的不調和に対し、歯周基本治療による組織の安定後、コンポジットレジンによる接着修復で 2 1|1 2 の歯冠形態を変更する「ダイレクトベニア修復」で対応した症例。

歯肉退縮による歯根露出で下部鼓形空隙が拡大し、2| の挺出により切縁位置の不調和が生じている。本症例では 2| の切縁のみエナメル質の範囲内で一部切削して切縁位置を修正し、それぞれの離開部をコンポジットレジンにより封鎖したうえで歯頸部の適切なカントゥアを構築して歯冠形態の調和を図った。仮充填によりコンポジットレジンの充填範囲と最小限の切縁位置の修正箇所を患者と確認し、この状態をシリコーン印象材で記録して充填時のガイドとして使用する。コンポジットレジン被着部位の歯面清掃後、圧排糸（ウルトラパックコード＃0）をそれぞれの歯肉溝に挿入し、止血剤（ボスミン外用液 0.1％）を滴下して、10 分程度放置して接着前処理を完了。圧排糸の除去後、止血と組織の乾燥とを確認し、速やかに接着操作を行う。未切削エナメル質への接着力確保のため、リン酸処理後に 1 ステップタイプのセルフエッチングシステムを使用して接着操作を完了し（参考文献 9）、3D マトリックスの試適・充填操作に移行する。本症例では歯牙移動と歯根露出により大型のブラックトライアングルが存在するため、歯肉側から想定される仮想接触点までの湾曲形態を考慮した 3D マトリックスの選択が必要である。湾曲特徴の大きなタイプの 3D マトリックス（高さ 6.5 mm）を使用して接触点位置を歯頸側に移動させ、強いカントゥアを形成して下部鼓形空隙を縮小。手指によるマトリックスの辺縁部適合を確実に行い、流動性の高いフロアブルレジンを選択してマトリックス内に注入し、狭小空間へのコンポジットレジンの均一な充填を目標とする。隣接面形態の構築後、唇面には広範囲の充填部位を滑らかに薄層で被覆可能なエナメルシェードレジン（保険適用外）を使用してダイレクトベニア修復を完了した。均一なフィラー形状を特徴とするコンポジットレジンによって被覆された歯冠部全体は、段階的な研磨操作で滑らかな表面性状と光沢度が容易に獲得できる。

### 仮充填による術後イメージの確認・無切削エナメル質への接着操作

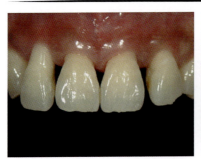
術前

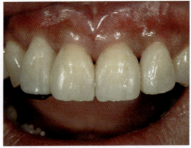
仮充填

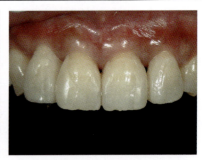
2| 切縁位置修正イメージの確認

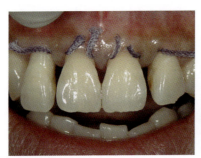
圧排糸挿入後の止血剤使用

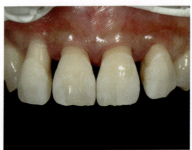
無切削エナメル質へのリン酸エッチング処理

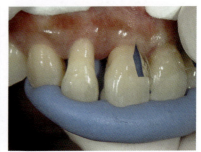
接着操作・シリコーンガイド上でのフロアブルレジン充填による切縁隅角の設定

**参考文献**
9. Kanemura N., Sano H., Tagami J.: Tensile bond strength to and SEM evaluation of ground and intact enamel surfaces. J Dent. 1999;27(7):523-530.

## 歯間離開部の封鎖・歯頸部カントゥアの修正

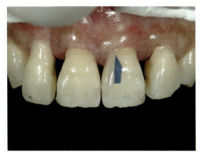
1｜近心部歯頸部カントゥアの修正

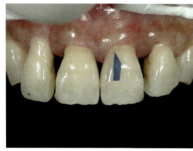
1｜近心部歯頸部カントゥアの修正

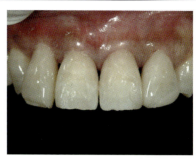
唇面エナメルシェードレジン充填完了

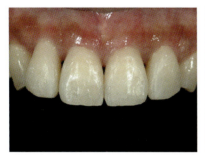
歯冠外形の形態修正を完了

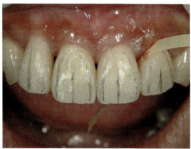
唇側面　解剖学的特徴のガイドライン描記

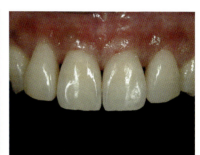
術後

## 使用材料

❶エッチング材：エッチングゲル（トクヤマデンタル）
❷ボンディング材：ボンドフォース（トクヤマデンタル）
❸フロアブルレジン：エステライトフロークイック OA2（トクヤマデンタル）
❹エナメルシェードレジン：エステライトアステリア NE（トクヤマデンタル）

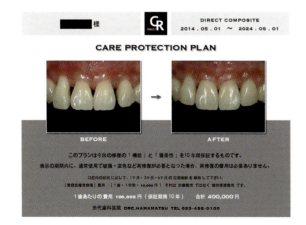

保証期間 10 年：治療費用 40 万円/4 歯

## 自費診療症例 2  矯正治療後の部分的審美改善（ダイレクトベニア修復）

前歯部歯列の審美的不調和に対し、全顎的な矯正治療で咬合関係確立と歯牙個別のポジション修正を行った後、2|2 矮小歯への歯冠形態修正による前歯部歯列の最終的な審美的調和を目的として、「ダイレクトベニア修復」で対応した症例。約3年間の矯正治療を終了し、2|2 矮小歯への支台歯形成と補綴物装着とを依頼事項として矯正治療専門医より紹介されて来院。矮小歯部分の支台歯形成による健全歯質切削のリスク、長期的な審美性・機能性の回復を前提とした場合の不安定な歯根歯冠比、補綴物装着による歯冠部重量の増加などを考慮して、健全歯質無切削で歯冠形態の回復と隣在歯との連結固定を同時に可能とする修復方法を提案した。事前の作業用模型作成で 2|2 に構築する歯冠形態と連結部分との咬合状態をワックスアップにより確認し、効率よく充填操作を進めるためのシリコーンガイドも同時に作成。コンポジットレジンによる接着連結固定の対象となる両側隣在歯のエナメル質表層に対し、リン酸エッチング処理後に1ステップタイプのセルフエッチングプライマーシステムを使用して接着操作を行い、シリコーンガイド上で矮小歯部分の歯冠形態構築と同時にフロアブルレジンで連結。歯冠の内部構造をデンティンシェードレジン、最終外層をエナメルシェードレジンで充填し積層充填による色調再現効果に期待。連結部歯肉側には最小サイズの歯間ブラシ通過可能なスペースを確保した状態で審美性に配慮した充填操作を完了。1|1 部分は連結固定されていないため、連結ダイレクトベニア修復完了後速やかに可撤式保定装置を紹介元の矯正治療専門医に作成依頼した。

### 矮小歯ポジションの微調整と充填用シリコーンガイド準備

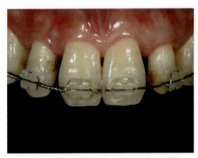
術前：矯正治療による歯の移動は完了

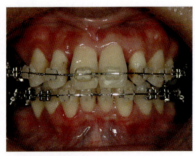
術前：咬合状態は良好

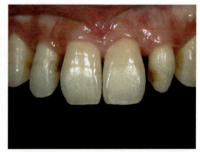
矯正装置の撤去

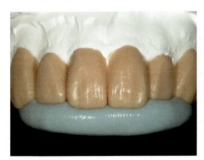
術後イメージのWAX UPとシリコーンガイド作成

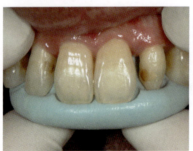
シリコーンガイドの試適

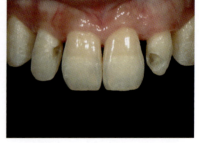
旧修復材料の除去

## 連結修復による歯間離開部封鎖・保定

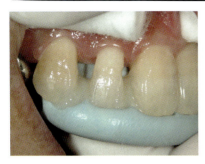
3 2 1| 隣接面部の連結

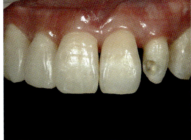
3 2 1| 歯冠形態構築を完了

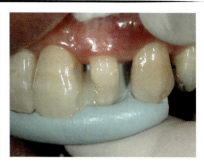
|1 2 3 隣接面部の連結

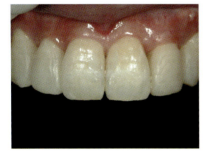
|1 2 3 歯冠形態構築を完了

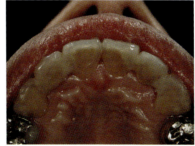
術後：口蓋側面観

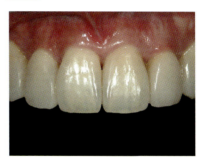
術後

### 使用材料

❶エッチング材：エッチングゲル（トクヤマデンタル）
❷ボンディング材：ボンドフォース（トクヤマデンタル）
❸フロアブルレジン：エステライトフロークイック OA2（トクヤマデンタル）
❹デンティンシェードレジン：エステライトプロ A2B（トクヤマデンタル）
❺エナメルシェードレジン：エステライトプロ A2E（トクヤマデンタル）

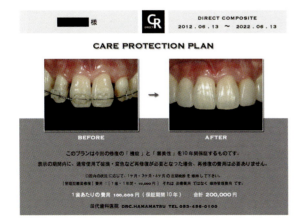

保証期間10年：治療費用20万円/2歯

## 自費診療症例 3　歯列不整への短期間審美改善（ダイレクトブリッジ修復）

前歯部の歯列不整を伴う審美的不調和に対し、治療期間の制限と歯牙保存的治療方法への強い要求を考慮して、口蓋側に大きく偏位した 2| の抜歯と、発生したスペースへのコンポジットレジンによる欠損部回復の「ダイレクトブリッジ修復」とで対応した症例。

長期の矯正治療を受け入れることのできない職業的理由と即時解決必要な患者状況（ライフイベント）とを考慮して、抜歯と健全歯牙保存という一見矛盾する治療方針を統合する「コンポジットレジン修復の発想転換」は、患者との十分な治療内容確認の上で採用された。

コンポジットレジンでの接着修復による欠損部回復では、両側隣在歯への切削介入を必要としない。接着対象となる両隣在歯のエナメル質表層に対し、適切な接着操作後にコンポジットレジンを順次築盛して欠損部に歯冠形態を構築していく。本症例ではエナメル質への脱灰能力が比較的弱い1ステップタイプのセルフエッチングプライマーシステムを使用したが、リン酸処理後に適用することでエナメル質への接着耐久性が向上するとの報告もあり、コンポジットレジンによる長期的な欠損部歯冠形態の維持にも効果的であると考えた。

事前の作業用模型作成により欠損部ワックスアップでの咬合状態を確認し、効率よく充填操作を進めるためのシリコーンガイド作成も同時に可能である。両隣在歯から接着延長されたコンポジットレジンは、重合収縮応力を考慮して段階的に接続。また、欠損部の歯冠基底部には3D透明マトリックスとフロアブルレジンとを効果的に使用して、歯冠形態の概形を完成する。歯冠の内部構造をデンティンシェードレジン、最終外層をエナメルシェードレジンで充填し積層充填による色調再現効果に期待する。築盛するコンポジットレジンのボリュームが多いので、充填と光照射は細分化して繰り返す。この際に気泡の混入には細心の注意を払う必要がある。接着操作開始から、コンポジットレジンの築盛・光照射、形態修正・研磨操作まで含めて、約1時間の治療。患者は長時間の開口に多少の疲労を感じる可能性はあるが、処置中の緊張や疼痛は無く、身体的・精神的な負担は極めて小さいと考えられる。また、修復後の長期的予後管理も、研磨面の表面性状・清掃状態の確認と咬合状態の経時的変化を注視する以外には特筆すべき内容はなく、破折・変色には補修修復で容易に対応可能である。この修復方法の「術者としての予後への責任」を考えた場合にも、我々の精神的な負担は極めて小さい。

### 作業用模型上での歯列修正後の咬合状態確認

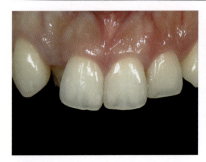

術前

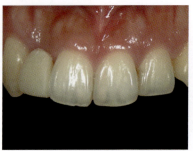

口腔内仮充填による術後イメージの確認

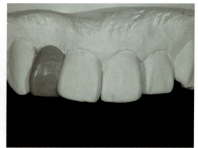

WAX UP による切縁位置の精密確認

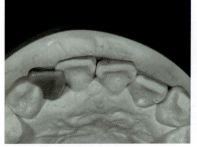

両側隣在歯との接着面積の確認

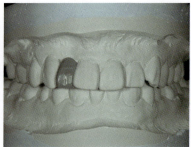

咬合接触状態の確認

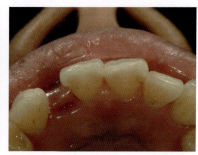

2| 抜歯窩の治癒待機期間：約2ヶ月

## シリコーンガイド上での両側隣在歯との結合部レジン充塡

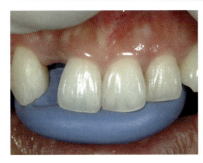
WAX UP 模型上で作成したシリコーンガイドの試適

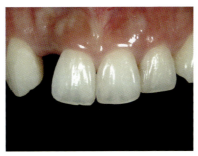
無切削エナメル質へのリン酸エッチング処理

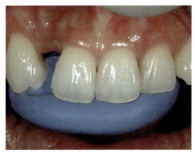
両側接着対象部位への接着操作・フロアブルレジン塗布充塡

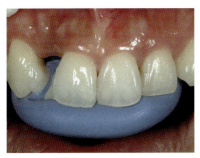
両側からのフロアブルレジン延長による離開距離の縮小

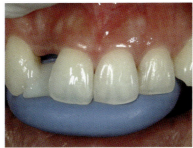
両側からのレジン接合

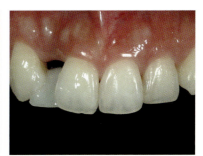
口蓋側部の充塡完了

## 3D透明マトリックス応用による基底部充塡操作

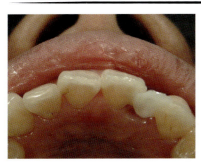
口蓋側部の充塡完了：口蓋側面観

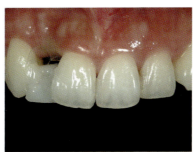
欠損部歯肉側への3D透明マトリックスの試適

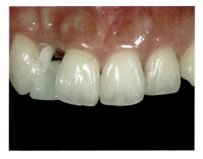
3D透明マトリックス上へのフロアブルレジン充塡

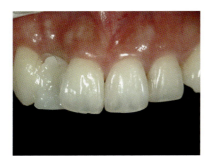
歯肉側基底面の充塡完了

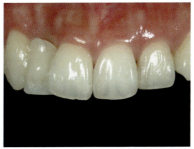
象牙質の解剖学的構造を意識したデンティンシェード（ボディーシェード）レジン充塡

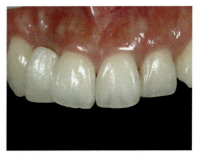
エナメルシェードレジンの充塡完了（歯頸側の色調不一致を修正予定）

## 表層レジン再充填による歯冠部色調の調和確認

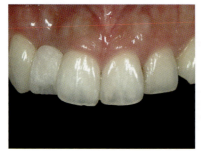

色調不一致部分の表層レジン削除

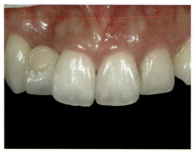

修正部への再接着操作（重合済みコンポジットレジン表面にはシランカップリング処理）と歯頸部表層へのデンティンシェード（ボディーシェード）レジン充填

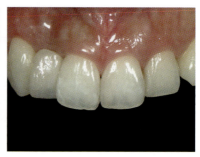

切縁部への色調調整材の使用・エナメルシェードレジン充填

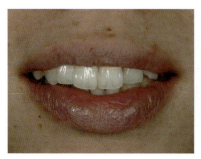

術後（口唇との切縁位置関係の確認）

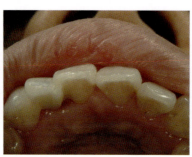

術後：口蓋側面観

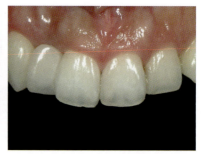

術後

### 使用材料

❶エッチング材：エッチングゲル（トクヤマデンタル）
❷ボンディング材：ボンドフォース（トクヤマデンタル）
❸フロアブルレジン：エステライトフロークイック OA2（トクヤマデンタル）
❹デンティンシェードレジン：エステライトアステリア A2B（トクヤマデンタル）
❺エナメルシェードレジン：エステライトアステリア WE（トクヤマデンタル）
❻色調調整材：セシード N カラーコートインサイザルブルー 2（クラレノリタケデンタル）

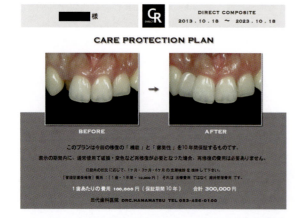

保証期間 10 年：治療費用 30 万円/3 歯

## 自費診療症例 4 複数部位欠損歯列への低侵襲審美改善（ダイレクトブリッジ修復）

上顎前歯部の複数歯冠破折による審美・機能障害を主訴に来院。2歯の欠損は段階的に発生したが、1|の歯冠形態崩壊を契機に受診、具体的な治療方針を検討することとなった。患者の80歳を越す年齢と、大規模な補綴治療介入の既往が存在しない口腔内状況を考慮し、健全歯質無切削で前歯部歯冠形態の再構築が可能なダイレクトブリッジ修復を提案した症例。事前の作業用模型作成により咬合状態を確認し、側方運動時の協調的なガイド付与を意識した|3の歯冠形態をワックスアップ。この状況を効率よく口腔内で再現するためのシリコーンガイドを同時に作成した。

2箇所の欠損部周辺の旧コンポジットレジン修復材料を除去し、健全歯質を露出させて接着対象の環境整備をした。両隣在歯から接着延長されたコンポジットレジンは、重合収縮応力を考慮して段階的に接続。また、欠損部の歯冠基底部には3D透明マトリックスとフロアブルレジンとを効果的に使用して、歯冠形態の概形を完成する。歯冠の内部構造をデンティンシェードレジン、最終外層をエナメルシェードレジンで充填し積層充填による色調再現効果に期待。形態修正による歯冠概形の完成後、周囲歯牙とのエナメル質表面性状や歯冠部色調の調和を目指して最表層コンポジットレジンへの色調調整材料を適応し、最終の形態修正・研磨操作を完了した。

術前と同様の臼歯部咬合接触様式が維持され、また前歯部の欠損形態も修復処置により便宜的に拡大することもない。本修復による口腔内環境の変化は最小限となり、高齢者への適用のハードルは低いと考える。今後の咬合による経時的な歯質の摩耗減少は、コンポジットレジン歯冠部分の摩耗変形と同歩調で進行すると考えられ、この特性はダイレクトブリッジ修復における接着界面への応力集中を回避して長期間の維持管理を可能とする。患者への清掃方法の指導により修復部位周辺の歯周組織は良好に経過し、臼歯部における側方運動時のコンポジットレジン歯冠形態の摩耗変形による調和も順調に推移している。

### 作業用模型上での歯列修正後の咬合状態確認

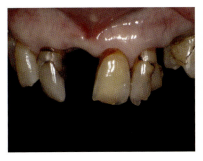

術前

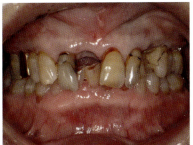

術前の咬合関係（1|3 残根状態）

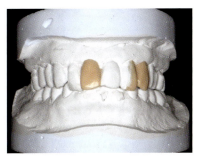

WAX UP模型上での咬合接触状態の確認

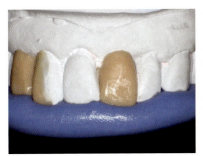

WAX UP模型上でのシリコーンガイド作成

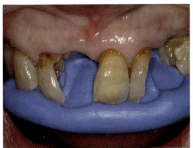

シリコーンガイドの試適（1|3 抜歯窩治癒後）

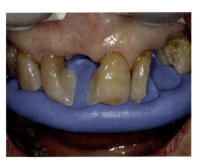

1| 欠損部への接着操作・シリコーンガイド上でのフロアブルレジン充填開始

## シリコーンガイド上での両側隣在歯との結合部レジン充填

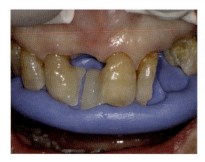
両側からのフロアブルレジン延長による離開距離の縮小

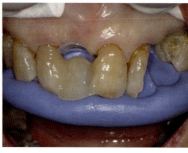
両側からのレジン接合・3D透明マトリックスの試適

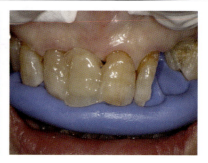
3D透明マトリックス上へのフロアブルレジン充填・デンティンシェードレジン充填

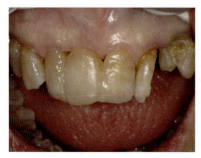
|1| 欠損部へのエナメルシェードレジンの充填完了

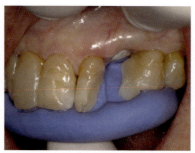
|3| 欠損部への接着操作・シリコーンガイド上でのフロアブルレジン充填開始

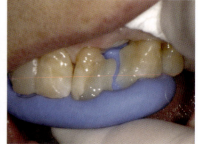
両側からのフロアブルレジン延長による離開距離の縮小

## 3D透明マトリックス応用による基底部充填操作

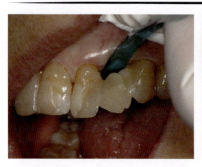
欠損部歯肉側への3D透明マトリックスの試適

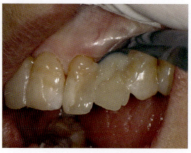
3D透明マトリックス上へのフロアブルレジン充填

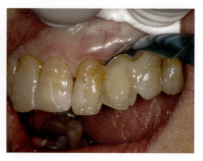
デンティンシェードレジン

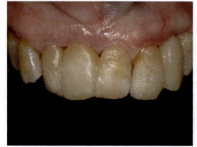
|3| 欠損部へのエナメルシェードレジン充填完了

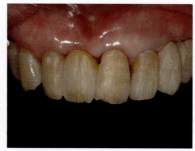
形態修正と表層部再充填の準備

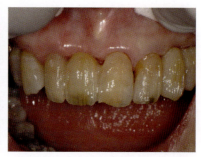
再接着操作と色調整材の塗布

## 表層レジン再充填による歯冠部色調の修正

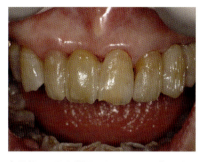
表層部への再充填用エナメルシェードレジンの色調確認

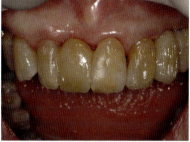
エナメルシェードレジン再充填

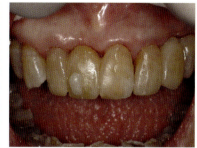
スポット変色部へのホワイトニングシェードレジン部分充填

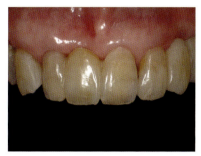
術後

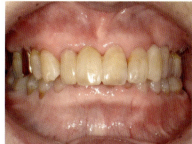
術後：咬合状態確認

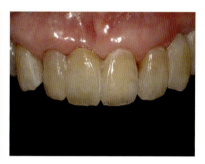
1年後

## 使用材料

❶エッチング材：K エッチャントゲル（クラレノリタケデンタル）
❷ボンディング材：クリアフィルメガボンド（クラレノリタケデンタル）
❸フロアブルレジン：クリアフィルマジェスティ ES フロー A3.5・A4・A6（クラレノリタケデンタル）
❹デンティンシェードレジン：クリアフィルマジェスティ ES-2 Premium A4D（クラレノリタケデンタル）
❺エナメルシェードレジン：クリアフィルマジェスティ ES-2 Premium A4E・WE（クラレノリタケデンタル）
❻色調調整材：セシード N カラーコート A+・B+（クラレノリタケデンタル）

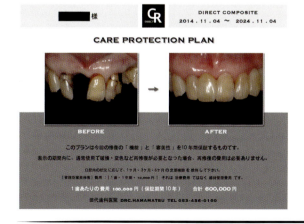

保証期間 10 年：治療費用 60 万円/6 歯

**参考文献**

1. Urabe I., Nakajima S., Sano H., Tagami J.: Physical properties of the dentin-enamel junction region. Am J Dent. 2000 Jun;13(3):129-35.

2. Kanemura N., Sano H., Tagami J.: Tensile bond strength to and SEM evaluation of ground and intact enamel surfaces. J Dent. 1999;27(7):523-530.

3. Amano S., Yamamoto A., Tsubota K., Rikuta A., Miyazaki M., Platt JA., Moore BK.: Effect of thermal cycling on enamel bond strength of single-step self-etch system. Oper Dent. 2006;31:616-622.

田代　浩史　Hirofumi Tashiro

田代歯科医院院長
国立大学法人東京医科歯科大学非常勤講師（齲蝕制御学）
〈略歴〉
1999 年　東京医科歯科大学歯学部卒業
2003 年　東京医科歯科大学大学院修了
　　　　 田代歯科医院（浜松市）
2007 年　東京医科歯科大学非常勤講師（齲蝕制御学）
2013 年　DIRECT RESTORATION ACADEMY OF COMPOSITE RESIN 主宰
2015 年　福岡歯科大学非常勤講師

田上　順次　Junji Tagami

国立大学法人東京医科歯科大学副学長
〈略歴〉
1980 年　東京医科歯科大学卒業
1984 年　東京医科歯科大学大学院修了・東京医科歯科大学助手
1994 年　奥羽大学歯学部教授
1995 年　東京医科歯科大学教授
1998 年　東京医科歯科大学附属歯科技工専門学校校長（兼任）（〜2005 年）
2000 年　東京医科歯科大学大学院教授
2005 年　東京医科歯科大学歯学部長（〜2014 年）
2014 年　東京医科歯科大学副学長

---

**NEXT !**
**コンポジットレジン修復**
**8 STEPS & 8 CASES**

2016 年 2 月 23 日　第 1 版第 1 刷発行

著　者　田代 浩史，田上 順次
発　行　㈱医学評論社
　　　　〒169-0073　東京都新宿区百人町 1-22-23　新宿ノモスビル 2F
　　　　☎ 03-5330-2441（代表）
　　　　URL http://www.igakuhyoronsha.co.jp/
印　刷　大日本法令印刷株式会社

ISBN978-4-86399-322-8 C3047